認知症は怖くない

河津 充男 著

櫂歌書房《とうかしょぼう》

はじめに

この本を手に取ってくださり、ありがとうございます。

私は、平成13年11月に現在の一般社団法人全国介護福祉総合サポート協会の前身であるNPO法人市民福祉オンブズマン九州を立ち上げ、翌平成14年2月からホームヘルパー2級課程の講座を開始しました。

その当時は、要介護認定を受けられる65歳になると、すぐに皆さん認定を受けられ、介護サービスを受けるという時代でした（65歳を待ち望んでいた）。

身体の介護サービスが多く、当時のヘルパーさんの合言葉は「介護に腰痛はつきもの」とよく言われたものでした。

ちょうどその頃から痴呆症の方が増え出し、平成16年に「ぼけ」「物忘れ」「痴呆」の呼び名から「認知症」と厚生労働省によって改定されました。

しかし、認知症に対する具体的な対応はほとんどありませんでした。

認知症を治すのは、「医療」の分野で、「介護」としては、身体の介護を行うしかありませんでした。

私も、認知症に対しては、新薬が開発されるのを待つしかないだろうと思っていました。

その頃になると、ヘルパー2級の講座の受講生の方から、認知症の対応方法について質問されることが多くなりました。

私たちは、それに応えるべく認知症の対応方法を研究しようという思いで、ホームシェアリー（次世代型シニアシェアハウス）を開設しました。

ホームシェアリーの目的は二つあります。

今、一人の利用者の方が介護施設などに入居すると月額10万円から数10万円の費用がかかります。高級施設を望まれる方はいいと思いますが、一般家庭で毎月10万円以上の介護費用がかかるのはかなりの負担だと思います。誰もが安心して老後を暮らせることが重要ではないでしょうか。ホームシェアリーの目標は、誰もが基礎年金程度で生活できることです。

しかしこれは、簡単なことではありません。「自助、共助、公助」そして何よりも大事なのが地域社会の創意工夫と自助努力です。みんなで、自分たちがやれることは進んでやろうと思う心だと思います。綺麗事のように聞こえるかもしれませんが、これから第一次の団塊の世代が介護世代になってきます。福祉、医療の予算にも限界が来ます。

もう一つの目標は認知症対応技術です。

ホームシェアリーとは、ホーム（家）と、シェア（共有する）の造語です。その頃は認知症に対する知識はなく、認知症対応は五里霧中でした。

そのような中で、私の認知症に対する考え方を一変させる出来事が起こったのです。詳しい話は、第二章で触れています。

私たちは医療の専門家ではないので、心理学に着目して考えてみよう、ということになりました。

そこからたどり着いたのは、十数年に及ぶ介護現場での認知症状に対する心理学的アプローチです。

数々の失敗を繰り返しながら、再現性の可能性を見つけ出しました。

成功例を理論的に構築し、再現性のある方法を確立しました。

それは、アブラハム・マズローの五段階欲求説を軸にして、入口はアナロジー思考（例えば思考）、出口は抽象思考（非言語コミュニケーション）という考え方です。

（※アナロジー思考については、「細谷功」氏の本をお勧めします。）


本書は、第一章が実例で、第二章以降が考え方という構成になっています。

今、数多くの認知症に対する本が出版されていますが、違う角度で認知症の対応を紹介しています。

それはズバリ、心理学からのアプローチの実例です。

これは、今現場で働かれている介護職員の皆様の悩みを解決できるように、認知症の症状に対して一つの定規を作り対応方法を導き出す、という目から鱗の方法です！

この技術を習得すれば、熟練者の方でも、介護の初心者の方でも、同じ結果を導き出すことができます。

今、「帰宅願望」「徘徊」「繰り返される同じ質問」などの認知症状でお困りのあなたに応えるべく、代表的な事例をもとに、その症状に対する考え方、対応方法をご紹介します。

これを読まれて、その理論や構造に興味を持たれた方は第二章の認知症における心理学をお読みいただければ幸いに思います。

誤解のないように申し上げますと、私たちは医療の専門家ではありません。認知症を治そうという考え方ではなく、あくまでも認知症状の対応方法をご紹介しています。

一般社団法人全国介護福祉総合サポート協会　理事長
日本高齢者メンタルケアリスト協会　会長
河　津　充　男

目次

事例4　「ダウン症」と若年性認知症の混合。「帰る」と言って玄関から動かない。
事例5　「国からお金を取られた、早くここを出て解決しないといけない」と言って外に出られようとする。
事例6　就寝時に「明日は何時に起きるんかね?」と数分おきに尋ねられる。
事例7　暴言、暴力、ろう便、食便。
事例8　暴言、暴力、排便時に、自分がした便をヘルパーさんに見せつける。
事例9　外出時にいつも「ここはどこかね?」と何度も質問する。
事例10　入浴を拒否。2年間お風呂に入っていない。
事例11　物盗り、徘徊、廊下に排尿する。
事例12　機嫌が悪くなると、突然帰ると言って外に出ようとする。
事例13　収集癖、異物摂取。
事例14　帰宅願望。「用事があるので帰らなければいけない」と言われる。

認知症は怖くない

マズローの欲求5段階説

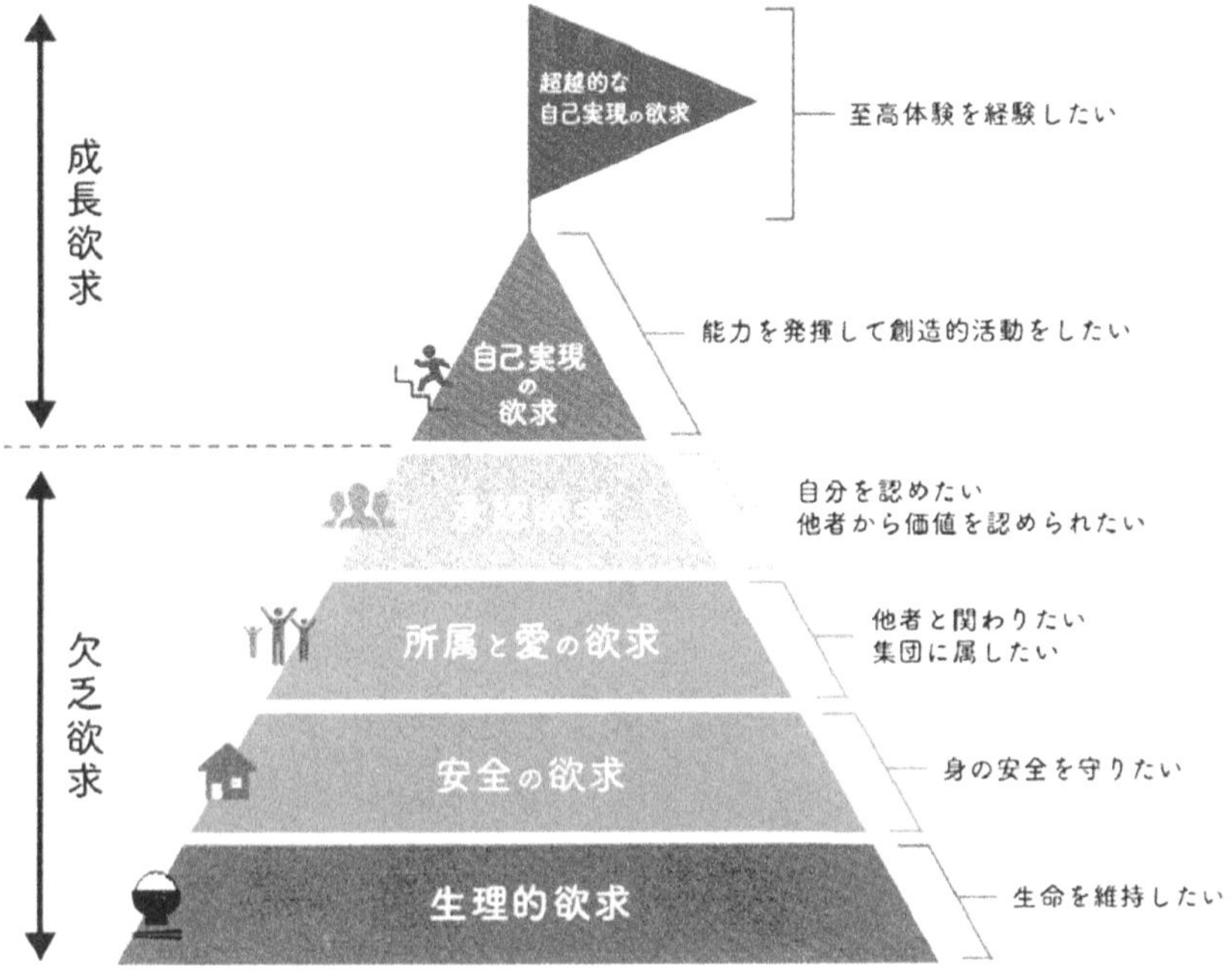

出典:フリー百科事典『ウィキペディア』

第一章　事例集

代表的な認知症状態とその対応方法

本章では、多くの介護士さんたちが日々遭遇《そうぐう》している認知症状の代表的なものの事例と対応方法とその解釈を挙げていきます。

まず、皆さんがお困りの代表的な例から挙げていきましょう。

※個人情報の保護のため、お名前は仮名（イニシャル）で表記しプロフィールや一部の会話など個人を特定されるような部分は変えています。ご了承下さい。

認知症状・心の佇《たたず》まい

恐怖と自尊感

人は**恐怖の状態**と正常な状態では気持ちや行動が違います。恐怖のときには、普通では考えられないような行動や考えになったりします。それは健常者と言われる方や、認知症と呼ばれる方も実は同じなのです。どこが違うかは、高齢になると体力や気力が衰えることによって、自分を守ることへの防御力が劣っていくという点です。

高齢になって体力や気力、知力が衰えていっても、人は生き抜いていかなければなりません。

昔はよく家のおじいさんやおばあさんが「ボケ」てきたというように言っていました。しかしこの**「ボケ」たということと認知症状というのは**性質**が違います。**

第一に「ボケ」による行動には、人に対して攻撃をしたり、嫌がらせ等をするということはありません。

認知症状として一番厄介な状態は、**徘徊《はいかい》、暴言、暴力、ろう便、食便**といった行動です。私たちは今までこの究極の認知症状の方々を、認知症状が出ないように改善してきた経験があります。これは、普通の人が考える方法ではまず気がつかないと思います。実際にこういう重篤な認知症状が出た場合、大概の人はお手上げ状態になっていきます。

私たちは、過去にこのような重篤な認知症状の方の症状を改善してきました。そのうちのお一人は、私たちが主催する「高齢者メンタルケアリスト」講座の受講生の方が携わって成功をさせました。

ほとんど**3ヶ月程度**で暴言、暴力、ろう便、食便といった行為は治まりました。

実際に介護に従事している方はとても信じることができないと思います。

認知症の方にはいくつかの共通の行動が見られます。そのほとんどの症状や行動を解決することができています。

徘徊や同じことを何度も聞く、物を集めて離さない（収集癖）、夕方家に帰りたいと言う**夕方帰宅症**、**夜間せん妄**と同じような行動をするなど、どこの施設でもそんなに珍しいことではないと思います。

私たちが開発したメソッドは、これらのいくつもの症状を改善することができます。

ホームシェアリーに入ってこられたときには、ほとんどコミュニケーションが取れない方も少なからずいらっしゃいました。しかしこのメソッドによって、周りの人と笑いながら話ができるようになりました。


多くの認知症対応というものを見てみると、その症状に対して直接的に何かを対応しようとします。それでは認知症状を出している方の気持ちは収まりません。

認知症状というのはあくまでもその方が伝えようとしているメッセージなのです。

私たちに求められるのは、そのメッセージを確実に受け取りそれに答えることだと思います。

メッセージが伝わらない時、その方は自分を守るためにいろいろな行動をします。

それが一般の方の日常生活と違う行動となります。それを健常者の方は、認知症状と呼びます。
人は何かを行う時、それには**動機**というものが原動力となります。私たちはその動機というものにスポットを当てて考えてきました。
つまり、
認知症状（現在の行動）→アナロジー（具体と抽象）に置き換える→原因を考える（マズロー5段階欲求説）→対応する
というものです。

このメソッドは大きく分けると以下のようになります。
「自律の侵害」「恐怖」「ストレス」「怒り」→行動の原点
「具体と抽象」「アナロジー（類推）」「非言語コミュニケーション」→
定規を使う（5段階欲求説）→対応する
といったものです。

自律の侵害

「自律の侵害」とは、支配されるということです。「あれをしなさい」「これをしなさい」「あれはしてはいけません」「あなたはこういうふうでなければいけません」など自分の意思に反した行動を取らなければいけない、自分の意思とは違う考え方をしなければいけないということに対して人は自律の侵害を感じます。

これは人から**支配されるという恐怖**に陥ります。恐怖を感じると人は、防衛本能による防御行動を示します。自立の侵害はその人の自尊感を大きく低下させると同時に、強いストレスを感じさせます。自分の自尊感が低下すると自己否定感が強くなり、自己の断片化（ハインツ・コフートが提唱）という状態になります。

つまり、自分自身をうまく認知できなくなるということです。また、抑鬱状態になり、他と自分の境界が分かりにくくなります。一般的な行動をするためには、自己と他者の区別が出来なければなりません。人は、生き抜いていくという使命が潜在意識に強く刻まれています。それを遂行《すいこう》するために、いろいろな手段、方法を考えるのです。しかし、それが一般的な人との行動の違いとなってきます。そして、その行動が認知症の症状だと言われているのです。

具体と抽象

具体は、個別のものや様子などを言います。一方抽象は、それらの物をまとめた物を言います。例えば鯖《さば》や鯵《あじ》や鯛《たい》などは具体ですが、魚という抽象に当てはまります。

物事を具体という、今見える一面だけで捉えるのではなく、それが含まれる抽象（類推）という大きなくくりで見ることが重要です。

例えば介護で言えば、ほとんどの事例でよくでてくるのが、**「ご飯を食べた？」「薬を飲んだ？」「誰か居るよ」**等の具体的な出来事です。これを**抽象に置き換えると「気になる」**ということです。同じ言葉が繰り返された時に「気になりますよね」と答えるとほとんどの方が「そうなのよ」と言われます。その後は、1日に多くても2、3回聞かれるくらいで症状が出なくなります。

アナロジー思考とは

アナロジー思考とは、抽象＋具体というものです。実例を示すと、「国にお金をたくさん取られた」「今から私が、行って解決をする」と言われる認知症の方のメッセージがあります。「国にお金をたくさん取られた」→税金をたくさん国に取られた。「今から私が、行って解決をする」→私は解決能力がある。というように類推します。ここから、「私は、裕福で有能な人だったのよ。バカにしないでね。」というように解釈できます。つまり、このメッセージは、５段階欲求説（ピラミッド）の承認欲求の毀損《きそん》にあたります。詳細はこの後の代表的な認知症状態とその対応方法の章で説明します。

※具体と抽象、アナロジー思考についての説明はかなりの時間をとりますので、詳しくは「細谷功男氏の具体と抽象」という本を読まれることをお勧めします。

理由（情報）と同意

老人介護福祉サービスの世界というのは他の社会と比べてとても変な社会です。今まで、ほとんどの方がご飯をタダで食べられる、タダでよその家に泊まれるなど考えたことがないでしょう。サービスを受けているのに、お金の話が出ない。ご飯を食べているのに、お金が要らない（実際に要らないのではないが）など。又、自分が承諾してもいないのにどこか分からないところに連れていかれる。周りの人は誰？ どんな人がいるの？ 何も聞かされずに施設に入居させられた方にとっては、とても不安で恐怖です。自分の身は自分で守らなければなりません。人が自分に近づかないようにしなければいけない。いつ追い出されるか分からない。そうなったら、自分は住むところがなくなる。あなたが、このような状態になった時、冷静でいられますか？

年をとって体力や気力も弱り、自分がどこにいるのかすらも分からない。多くの老人介護施設に入居されている認知症と言われている人はこのような状態だと思います。

入居の同意を家族の方などに促すと「認知症だから本人は分からないから」「本当のことを言うと行かないと言うから」等と言われます。

私たちは、ホームシェアリーに入居される時にご本人に同意を頂きます。そして、集団生活のルールとそれを破った時のペナルティ（退去）等を説明します。当然、その前に担当者が名刺を出して自己紹介をします。そして、責任者は誰であるか、連絡方法も伝えます。**社会的な常識を守り礼儀を守ります。**

すると、かなり認知症の状態が重い方でも、うなずいたり、返事をしてくれます。

認知症を患っている方は人格が壊れているのではないのです。

たとえその方がろう便や食便をされても、それはその方にとって意味の有る選択肢なのです。

事例1

「私はご飯を食べた？」と数分おきに何度も聞かれる。

【事例と考え方】

「私はご飯を食べた？」という言葉をアナロジー思考（それまでの経験や知識に当てはめて考えること。類推すること。本書では「例えば思考」としています）で考えると、「私はご飯を食べたのか、忘れて気になるのよ」ということです。この中の言葉で、「ご飯」と「気になる」と言うのは具体です。また、マズローのピラミッドでは、「ご飯」は**生存欲求**の食欲と**安全欲求**の部分に対する恐怖です。

つまり、類推すると「明日も明後日も、ずっと私は、ご飯は食べられるの？」という解釈ができます。

「私はご飯を食べた？」

類推すると…

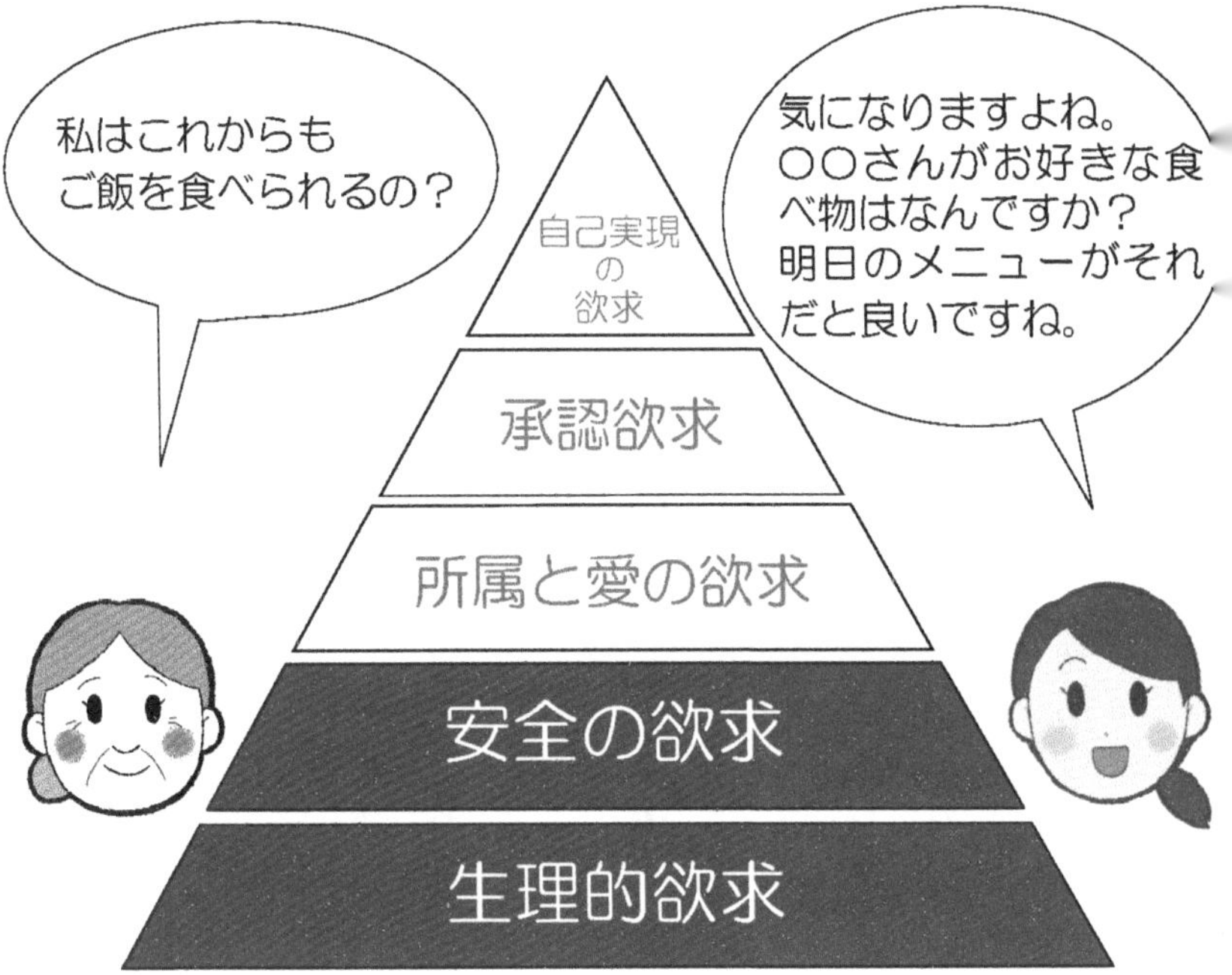
私はこれからも
ご飯を食べられるの？
自己実現
の
欲求
承認欲求
所属と愛の欲求
安全の欲求
生理的欲求
気になりますよね。
〇〇さんがお好きな食
べ物はなんですか？
明日のメニューがそれ
だと良いですね。

①「気になりますよね」で共感します。

②　話を将来に持っていくことで、
「これからもご飯が食べられるのか」という不安
を解消し、安全の欲求、生理的欲求を満たします。

【対　応】

一回目の返事は、もしその方がすでにお食事をされていたら、思い出しやすくなるように、例えば「お魚のお煮付けがとても美味しいと言われていましたよ」などと具体で返事をします。それでもまた、聞かれた場合は、抽象で「気になりますよね」と答えます。そして「○○さんのお好きな食べ物はなんですか？」「私は、実はハンバーグが好きなの」「じゃあ、明日はハンバーグだといいですね」と会話を将来に向けていきます。

この**「気になりますよね」は共感の行為**です。共感は親密感や信頼感を与えます。また、「あなたのことに興味を持っているし、話はしっかり聞きますよ」といったメタファー（非言語コミュニケーション）になります。そして、会話の内容を将来に持っていくことで、本来利用者の方がしたかった会話「私はこれからもずっと、ご飯を食べられるの？」という問いに答えることが出来ます。

この問題の裏側にあるものは、ご飯をタダで食べられるのか？という、実はごく当たり前のことを心配しているのです。昔から「タダより高いものはない」という信念が概念として固着しているので、タダでご飯を食べられるという現状に納得がいかないのです。

先の会話の中に「息子様からお金をいただいています」などということを加えて伝えるようにします。そして「そうだよね。良かった」と言われるようになったら次に同じことを聞かれることは無くなります。何故なら、気になっていた不安が解決したからです。

一連の会話の流れをまとめると以下のようになります。

「私はご飯を食べた?」→「○○さんのお好きな食べ物はなんですか?」→「私は、実はハンバーグが好きなの」→「じゃあ、明日はハンバーグだといいですね」

普通の会話と比べるとおかしいですよね。「私はご飯を食べた?」→「○○さんのお好きな食べ物はなんですか?」と返したら、怒られるのはないかと思います。しかし、非言語コミュニケーションなので、これでよいのです。

最初は、オズオズでも良いからやってみて下さい。堂々と会話することが、解決のコツです。

事例2

Sさん。女性。

トイレ介助に拒否を示す。素直に応じてくれない。近づくと、暴言、暴力。

【事例と考え方】

トイレ介助を拒否したり、尿漏れパットを外したりするなど、トイレに関する問題は結構あります。

あなたが利用者さんの立場だったとしたら、どうですか？「こんな自分は恥ずかしい」とは思いませんか？　もしあなたが同じ気持ちならば、当然その方の気持ちも理解できると思います。

これは、ピラミッドで言えば、**承認欲求**に当たります。若い頃に生活レベルが高かったり、プライドが高い人によく見られるケースです。「自分で尿意や便意が感じられなくなった」「自分でトイレに行けなくなってしまった」など高齢になると

トイレ介助を拒否する

類推すると…

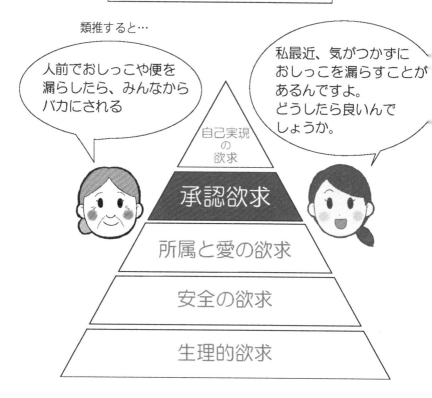

相談をすることで、相手の承認欲求を高めます。

「みんなからバカにされる」「こんな自分は恥ずかしい」という気持ちが解消されます。

起こりやすい現象ですが、本人には許せないのです。本人にとっては、今までのプライドが傷ついてしまうのです。

人は、承認されるはずだったのに自分が想定していなかった状態に陥ると「**自己の断片化**」（感情的に自分自身がわからなくなるような状態）を起こします。そうなると、自己肯定感が下がり、自尊感が著しく傷つきます。自分が虚《むな》しくなり生きていく力もなくなります。重症化していくと「これでは、人から馬鹿にされる」と便すらもしなくなるようなケースもあります。「承認」がキーワードです。

【対　応】

この方はSさんという女性で、お寺の住職の奥様でした。檀家は何百人もいらっしゃり、その何百人の檀家の方々をマネジメントされていたのです。ホームシェアリーに入られた時は寝たきり状態だったのですが、段々起き上がれるようになり、歩けるようにまでなりました。

ただある時から、トイレットペーパーをあちこちのポケットに入れるようになりました。

そこでスタッフに、何気ない時を選んで
「Sさん、私、最近立ち上がる時や、ちょっと力を入れた時にオシッコを漏らす時があるんですよ。どうしたらいいんですかね～」と相談するよう指示しました。

そうするとSさんは
「あんたみたいな若い人でもそうなんね？　そんなことは誰でもあるから、心配だったらパットでもしとけばいいよ。気にしなさんな」と言われました。

これをアナロジー思考で類推すると、若くて元気がいい人から、同じ悩みを相談されることによって「自分はまだまだ相談される立場なんだ」「若い人だってそうなんだから、気にすることはないんだ」と解釈できます。Sさんはその後拒否されることなく、時には自分から尿意や便意を示されるようになりました。

お寺の住職の奥様は、「坊守」と呼ばれ、檀家の方からも一目置かれる存在です。つまり、多くの人から承認される立場にいたということです。

その後、Sさんは、自分の力で歩けるようになりました。近所を散歩できるようにもなりました。しかし、ヘルパーさんが不要に近づいたり、体に触れたりすると、ヘルパーさんの手を引っ掻いたりするという行為がありました。それ以外は、ご自分で、iPadで大好きな美空ひばりさんを見て、一緒に歌ったりしていました。

ちなみに、この方は認知症の要介護度4の方でした。信じられますか?

紙パンツがびしょびしょになっても、「濡れてない」と言って紙パンツの交換を拒否されるというケースも同じ対応でOKです。

☆バックグラウンドということを考えるのは大変重要です。

この方は、お寺の住職の奥様で、檀家の面倒を見ないといけないということから、しっかりしないといけない、ミスがあってはいけない、という強迫観念が大変強かったのです。そういった中、たまたま何かの拍子に失禁され「一番いいことはトイレに行くことだ、おしっこを溜めなきゃいい」と考えついたのでしょう。だから二、三分おきにトイレに行きたがるのです。その失禁が、一番のトラウマになっていたのです。

それで、「あ、自分よりも若いヘルパーでも失禁するんだ、その人にも教えてやらないといけない」といった形にすることで、恐怖心がなくなるのです。「あんたまだ若いのに、あんたもかね」と。恐がることはないのだと安心するのです。

結局は恐怖心であり、自分を守るためにやっているだけなのです。

その方のバックグラウンド、生育環境、プロフィールといったことは非常に重要なポイントになります。

☆自分で排泄《はいせつ》できない、尿意や便意を感じないなどというのは、自分の身体の機能が落ちている、劣っているということであり、それを悟られたくないという気持ちがあるのです。それなのに、介護する側は、「何で教えてくれないんですか」「何で換えさせてくれないんですか」と直接的に言ってしまいます。しかしそこには、馬鹿にされたくない、という気持ちがあるのです。

そういう場合に、ほとんどの人が持つ危機感というのは、他人評価です。人からどう見られるかが重要です。

「私も」と言ってはいけません。「私もこうなんですけど、どうしたらいいですかね」という言葉の使い方をすると、「私はしてないよ、あんただけやろ」「いやいや、あんたと一緒にせんでよ」となってしまいます。

「私は、最近こうなんですよ、漏らすんですよ」と言うと、「大丈夫、気にせんでもみんなそうだから」と言われます。だから「も」と「は」と一つ違うだけで、ガラっと変わる。ここをきちんと理解して対応することが大切です。

事例3

Oさん。男性。

「今から家に帰るから、タクシーを呼んでくれ！」と怒鳴られる。


【事例と考え方】

この方は、ご夫婦でご入居されている旦那様Oさんです。Oさんは御一家でコンビニ店などを経営されており、裕福な生活をされていました。その後、息子さんが跡を継いだのですが、経営があまり良くなかったらしいのです。やがて息子さんはそのコンビニ店を廃業することになり、Oさんご夫婦はホームシェアリーに入居されることになりました。

この事例も、**承認欲求**の自己の断片化です。「あれだけ羽振りが良かったのに、今はこんな暮らしをしなければならない」「知り合いから馬鹿にされる」。承認を満たされていた方はほとんどの方が承認を無くすことに恐怖を感じます。

「タクシーを呼んでくれ」

類推すると…

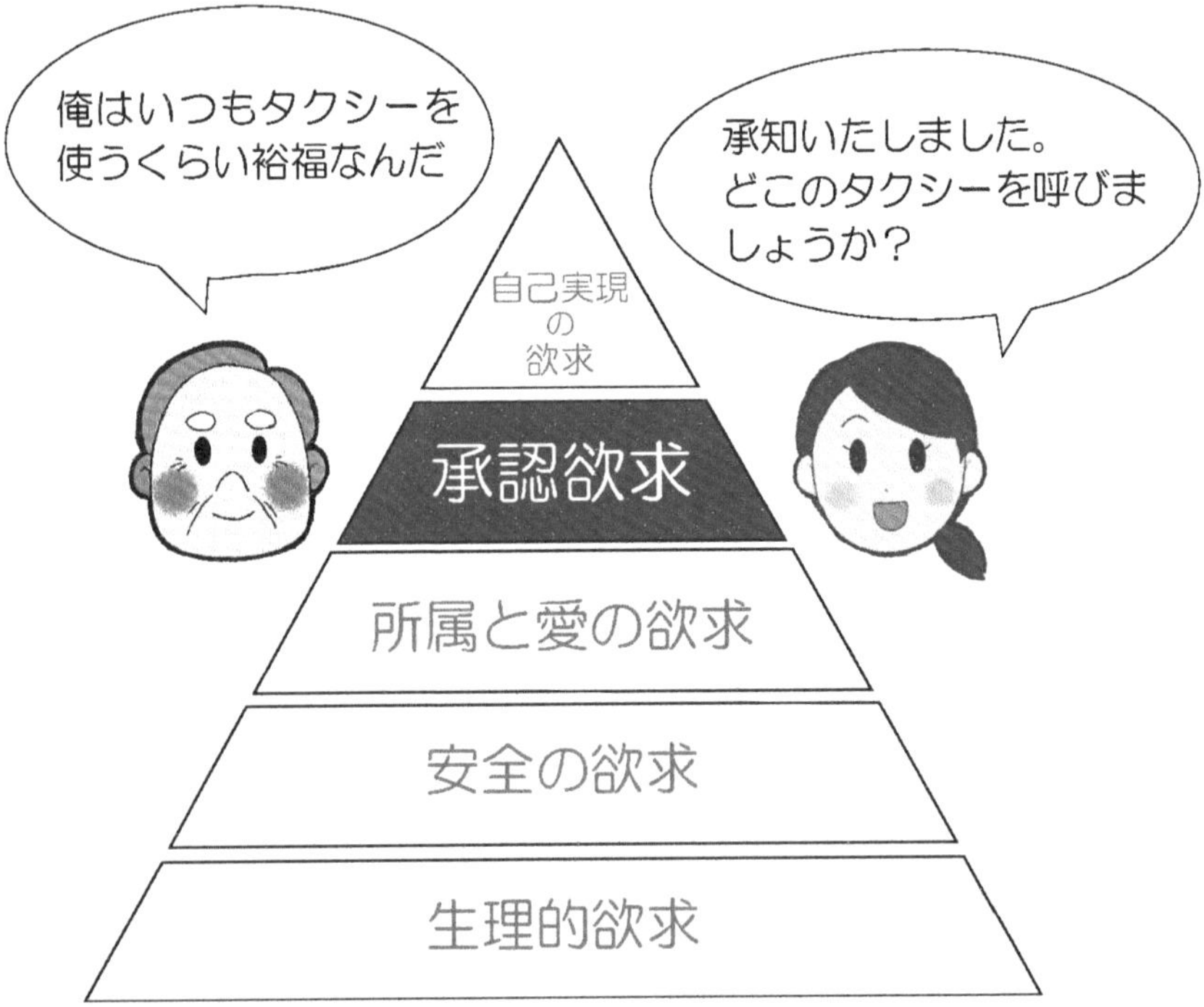

「承知しました、どちらのタクシーを呼べばよろしいですか？」とお返事します。

相手を肯定し、丁寧に対応することで、承認欲求が満足されます。

「タクシーを呼んでくれ」という言葉を類推すると、「俺はまだ昔のように贅沢《ぜいたく》ができるんだ」という解釈ができます。

一般的によく行われる対応として「Oさん、今日はもう遅いですから」となだめたり「そんなことを言っても帰れませんよ」などと拒否したりします。すると、本人は、馬鹿にされたと思ってますます怒ります。

承認することによりご本人は満足します。その後は一切なくなりました。つまり、承認欲求が満足することによって自己肯定感や自尊感が高まったのです。

【対　応】

「承知いたしました。どちらのタクシーを呼べばよろしいですか？」とお答えしました。Oさんは何も言わずに、ご自分たちの居室に戻られました。その後、タクシーを呼べ、と言われることは無くなりました。

事例4

Wさん。60歳男性。「ダウン症」と若年性認知症の混合。入居した初日から「帰る」と言って玄関から一歩も動かない。


【事例と考え方】

ちょっと稀《まれ》なケースです。その方は、60歳の男性でダウン症と若年性認知症を患っておられました。初日から「帰る」と言って玄関から一歩も動かないという事例です。

以前おられた施設の申し送り情報によると、キーパーソンは妹さんだったので「妹さんに連絡したのですが、今日は来れないので明日行きますと言われていました」と伝えると、玄関と居室を行ったり来たりしていました。この方は、お母様も一緒に入居されていたのですがお互いにほとんど会話をすることもなく無視をしている状態でした。

こういう場合は、子供の時から母親に愛されていないケースが多いので、愛着障

「帰る」と言って動かない

類推すると…

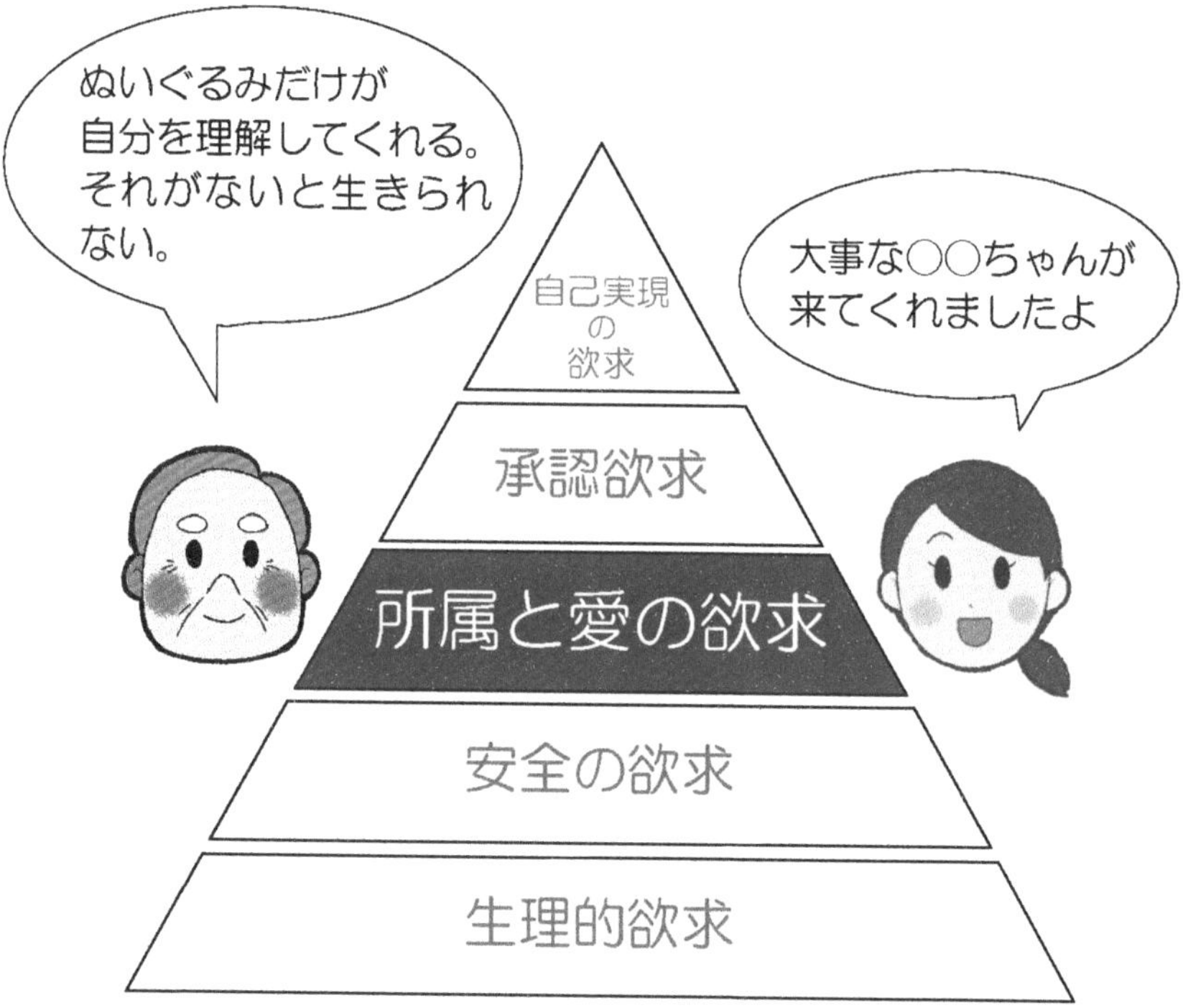
ぬいぐるみだけが
自分を理解してくれる。
それがないと生きられない。
大事な○○ちゃんが
来てくれましたよ
自己実現の欲求
承認欲求
所属と愛の欲求
安全の欲求
生理的欲求

「帰る」
→「大切なもの、愛着があるものが家にある」と考えます。

バックグラウンドを調べて対応することが必要です。

害の症状があるのではないかと考えてみました。子供の時に両親や身近な人からの愛情が不足した状況で育った場合、子供はひたすらに自分を愛してくれる対象を求めます。Wさんが、その対象をぬいぐるみに求めたのは、自分を理解し愛してくれる対象をぬいぐるみに置き換えたのです。擬似的《ぎじてき》な愛される対象をそのぬいぐるみにするしか手段が無かったのでしょう。

そのぬいぐるみは、この世の中で唯一自分を理解し愛してくれている。もしくは、それはもうすでに自分の身体の一部になっているのかもしれません。Wさんはそのぬいぐるみなしでは生きていけないのです。愛着障害というのは、ほとんどの人が自分では意識していません。大人になってからも、常にみんなに愛情を求めます。成人になるとそれが異性に対して多く見られます。

この場合もバックグラウンドが必要になってきます。また、対象者の最低限の情報として、パーソナリティー障害のタイプ（パーソナリティー障害：認知や感情、行動や対人関係のパターンが一般的な人とは著しく異なる状態。タイプによって症状は異なる）は把握しておく必要はあるでしょう。

【対応】

キーパーソンの妹さんに連絡して、「子供の頃からずっと身に付けていたり可愛がっていたぬいぐるみなどは無いですか？」と聞くと、人形みたいなぬいぐるみをずっと持っていて、いつも寝る時に抱いて寝ていたそうです。それを妹さんに持って来て頂くように伝えると、「汚れているから、洗濯するか新しいのを買って持っていきます」と言われましたが「ご本人の匂いがついてないとダメですから」と伝え持ってきていただきました。そうすると、Wさんは嬉しそうにそのぬいぐるみを抱いて居室に戻りました。

その後はいつもそのぬいぐるみと一緒に機嫌よく過ごされ、「帰る」と言われることはなくなりました。

☆言動として「帰る」と言っていますから、通常は「帰りたいんだろうな」と思います。しかし、実際は帰りたいわけではないのです。家族からの愛情が不足しているから、その愛着の代わりとしてそのぬいぐるみにすべての愛情を注いでいくのです。だから注ぐ相手がいないということは、精神的には自分の体の半分を持っていかれた状態なのです。

だから「その体の半分が家にあるはずだから、それは何かないですか」と聞くと、「ぬいぐるみがあります」と言われました。その体の半分を持ってきてもらって、やっと一つになったということで落ち着かれたのです。

そういう習慣や、バックグラウンドをよく調べて、同じような生活ができるようにしないといけない。そうしないと、例えば今度は特定のヘルパーさんに愛着感情が出てくることもあります。人間らしいと思われることが、実はあまり介護にとって良くないこともあるのです。

これは訪問介護で顕著《けんちょ》です。愛着障害というのは、度合いは違ってもほとんどの方が持っており、疑似恋愛になることがあります。男性に特に多くあるようです。女性が身の回りの世話をしてくれる、これは自分に気があるのだ、となるのです。そして、お金の話をしないから他に理由はない、と考えるのです。お金も払っていないのに、これだけ面倒をみてくれるというのは、自分のことを好き以外に理由がないと思うわけです。そして恋愛感情に陥ってしまうとかなりややこしくなります。だから、ヘルパーさんが相手に対してあまり人間らしさといった部分を出すと、かえって勘違いや愛着の代替行為という形になってくることがありますので、注意が必要です。

事例5

Fさん、女性。

「国からお金を取られた、早くここを出て解決しないといけない」と言って外に出られようとする。

【事例と考え方】

この方の場合もマズローのピラミッドの**承認欲求**に該当します。

キーワードは「国からお金を取られた」→「高い税金を払っていた」→「裕福だった」そして、「解決しないといけない」→「私は解決する能力を持っている」つまり「私は裕福（いつも服はデパートで買っている）で、自分で色々なことを（国まで含めて）解決できる人間なのよ。」というメッセージです。

マズローの五段階の欲求のピラミッドにおいて、生存欲求、安全欲求、愛と所属の欲求、承認欲求は欠乏欲求と言われます。自分が承認されていないと感じるとい

「国からお金を取られた」

類推すると…

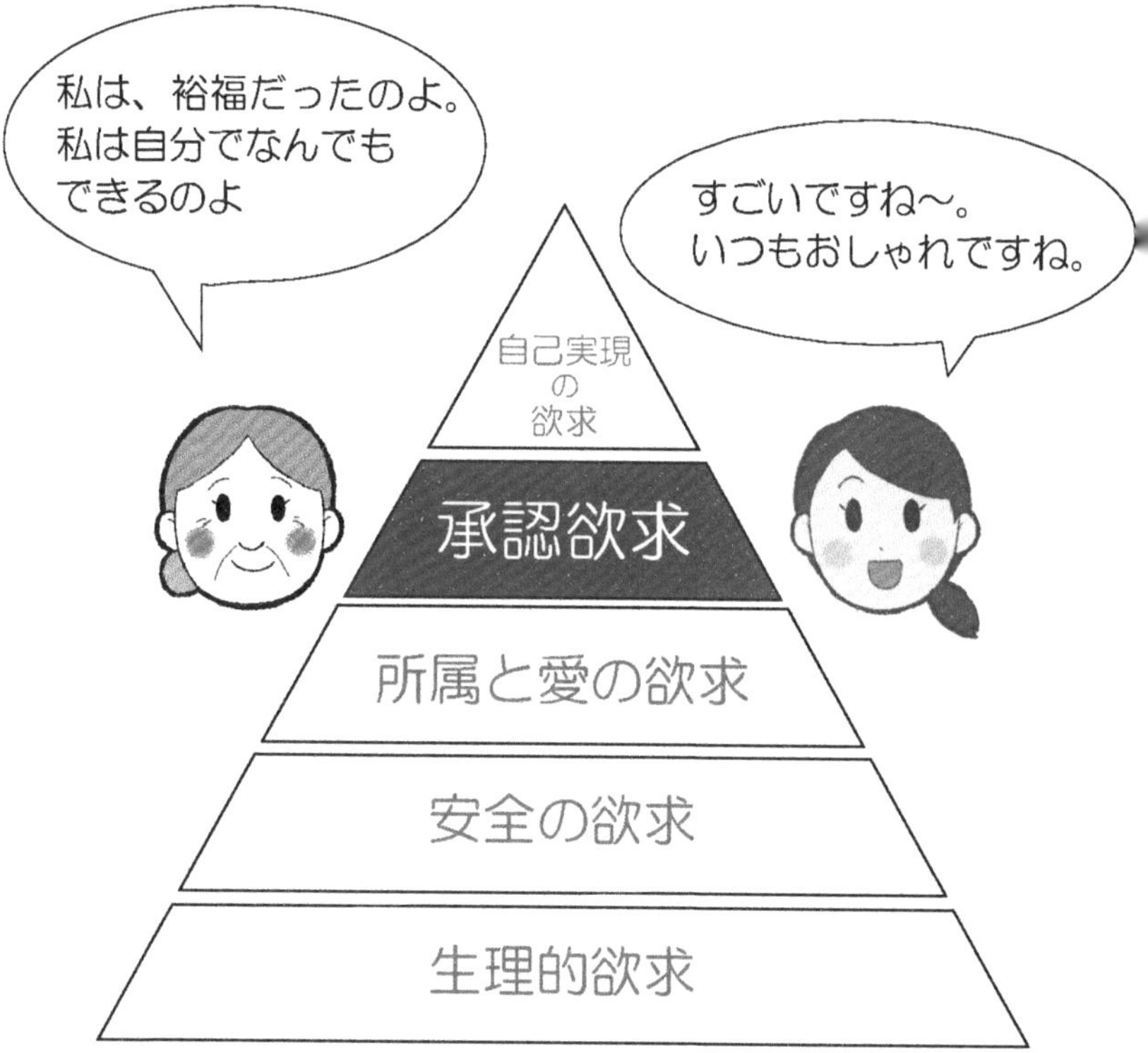
私は、裕福だったのよ。
私は自分でなんでも
できるのよ
すごいですね～。
いつもおしゃれですね。
自己実現の欲求
承認欲求
所属と愛の欲求
安全の欲求
生理的欲求

承認欲求のメッセージに対しては、その方が持つ価値観において自尊感を高める言葉で返します。

文のつながりは気にしなくてＯＫです。

かなる手段を取ってもそれを実現しようとします。この方のように、今まで自分で解決してきたという自負がある方は、過度の自己有能感や自己有効感が強く自分が承認されていない環境では恐怖に陥ります。

その方が持つ価値観においての自尊感を高める（承認する）話題が大好きなのです。色々な言動に必ずその人からのメッセージが含まれています。目の前の現象に気を取られずにメッセージを受け取りましょう。

【対　応】

「そうなんですか。すごいですね～」「いつも思うんですけど、Fさん、本当におしゃれですね。高価な服を着られていますね」「そうなのよ。私は、いつもデパートでしか買わないのよ」機嫌よくご自分の居室に戻られました。

☆メッセージを送る時、「違う話なんですけど」という注釈を使うのはＮＧです。違う話と言ったとたんに、話をそらされる、自分の話を聞いてくれない、というようになるでしょう。だから、「それはそうと」といった注釈を入れるのは、実際はよくないのです。

「いつもおしゃれですよね」とか「おきれいですよね」とかいう前に、「話は違うんですけど」と言いたくなりますが、これは言語コミュニケーションになってしまいます。

「早く出て解決しないといけない」と言っているのに、「おしゃれですよね」と答えるといった会話は普通は考えられないのですが、実際非言語コミュニケーションを用いると、結果は笑顔で「みんなから言われるのよ」と言われて、症状が落ち着かれるのです。

会話に「公《おおやけ》」が出たりすると、本当に認知症なのかと疑いますよね。認知症の方は、空間認識が非常に弱い。徘徊で行方不明になってしまうというのはそういうことなのです。だから社会の組み立て、繋がりといったことが一切関係しなくなってきます。それなのに、会話の中に「国が」とか、「誰に責任があって」とかいうことが論理的に出てくるということは、「認知症」と言われるという状態ではありません。例えば自分の娘といったほんの近くの関係性であればあり得ますが、「国」ということになると社会の構成ですから、そこまで思える人というのはあまりいないのです。

それを言われるのは、「それくらい私は世の中のことを知ってるのよ、だから馬鹿にしたら駄目よ」といった承認欲求のメッセージです。そして、「オシャレ」ということが繋がってくるのです。要は、「私は上級でしっかりしていて、お金もあって、オシャレもいつも気にかけていたんです。そういう私なんですよ、ばかにしてはいけませんよ」というメッセージなのです。

だからその人が一番価値を持つもの、この方は、「オシャレ」とか「きれいである」といったところを評価する。要は「承認されたい」ということが目的ですから、文のつながりは関係ないのです。そこを認めてあげることで、その人の中で問題は解決するのです。

事例6

Tさん。女性。

就寝時に「明日は何時に起きるんかね？」と数分おきに尋ねられる。


【事例と考え方】

Tさんのメッセージのキーワードは、「遅れるとみんなに悪いから」「遅れるのが怖い」つまり仲間外れにされるのでは？というメッセージです。

これは5段階の欲求の**所属と愛の欲求**に関連します。「明日は何時ですよ」と言ってもTさんのメッセージに応えていないので何度も繰り返します。

この方の例もそうですが、人は自己防衛本能から自分の気持ちや考えを人に知られたくないという本能があります。特に高齢になってから、自分が想像していた将来とは違う世界になると自己防衛や自己の断片化が強くなります。言語でのコミュニケーションでは自分のメッセージが伝わらないために恐怖が怒りに変わってきま

「明日は何時に起きるんね？」

類推すると…

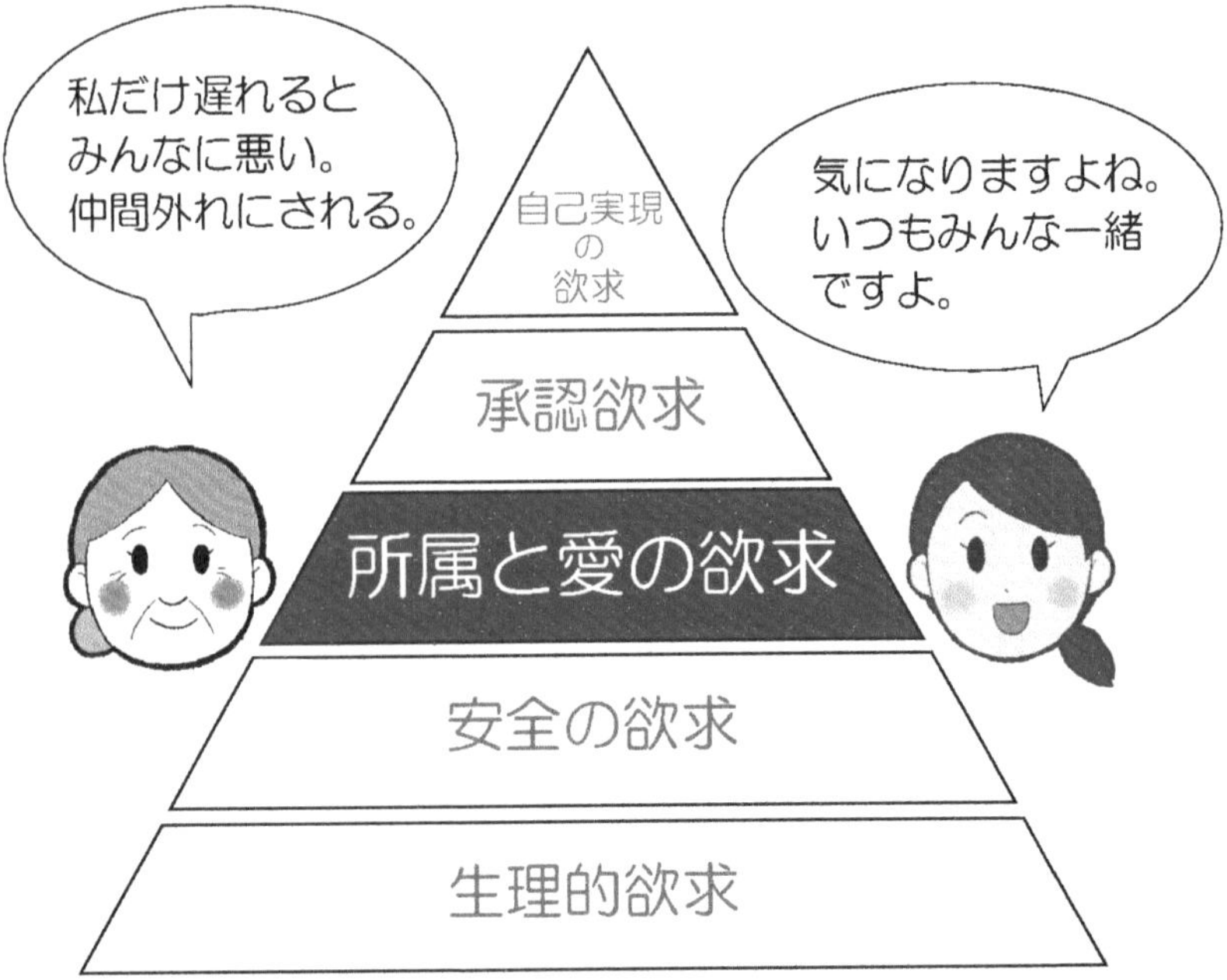

「明日は〇時に起きるんですよ！」ではなく…

①「気になりますよね」で共感します。

②「いつもみんな一緒ですよ」と声かけをし、所属と愛の欲求を満たします。

相手が発するメッセージを読み取って対応することが大切です。

す。Tさんは、パーソナリティー障害的に言えば強迫性パーソナリティ障害が考えられます。Tさんに限らず認知症状はその人が持っている価値観もしくは真逆の価値観が形となって出ます。つまり、それが分かればいつでも誰にでも対応できるようになります。

【対　応】

「気になりますよね。明日も暑いんですかね〜（夏の時期でした）ずっと一緒ですよ」というと「うん、気になるんよ。私だけ遅れるとみんなに悪いから」と言われてその後はお休みになられました。

☆決められた時間に起きられなかったら、自分がどう評価されるかわからない、もしくは出て行けと言われるかもしれない、といった恐怖心があるわけです。だから、「明日何時に起きるかね」と言われたら、「何時でもいいですよ」と言って、その後、「でもやっぱり、気になりますよね」と言うといいですね。

ホームシェアリーは何時に何をする、という規則がありません。だから「何時でもいいですよ」と言って、もう一回言われたら、「やっぱり気になりますよね」「気になるから聞かれてるんですよね」という共感をします。

食事でも、「食べなくてもいいですよ、どうなさいますか」だけでいいのです。他の施設は、一度に食べてもらった方が楽だから規則を設けています。しかし、高齢になると、やっぱり朝きついなあ、ということもあります。だから、「気にしないで休んでいていいですよ」「食事どうされますか」などと言って、食べると言われたら「じゃあどうぞ」でいいのです。集団生活のルールは守って下さいというだけで、その中では何の規制もしません。

こういった普通の発想ができないことが、逆に不思議なのです。これまで一生懸命生きてきて、ただ自分が思ったゴールとちょっと離れただけです。それも、お金を払っているわけです。それなのに規則に縛られ、自由がない生活をさせられている。介護のあり方が、いつのまにか本来の姿からどんどんずれているようです。

事例7

Yさん。女性。
暴言、暴力、ろう便、食便。

【事例と考え方】

Yさんは、見た目は上品な方ですが、そばに近づくと誰彼構わず（娘さんに対しても）暴言を吐き、叩いたり引っ掻いたりします。また、便を、床や壁に投げ付けていました。排泄介助も止むを得ずゴム手袋をして行っていました。

娘さんは音楽関係の先生をされています。娘さんの話では、Yさんはプライドが高く、自分にも人にも厳しい方だったとのことでした。多分歳を重ねるうちに、自己有能感の衰えを感じたのでしょう。高潔で気品に溢れる人は、裏を返せば、脅迫性パーソナリティー障害の方が多いように感じます。他人が自分に近づくことへの恐怖がとても強いのだと感じました。排泄介助を行うには、どうしてもそばに近づ

暴言、暴力、ろう便、食便

類推すると…

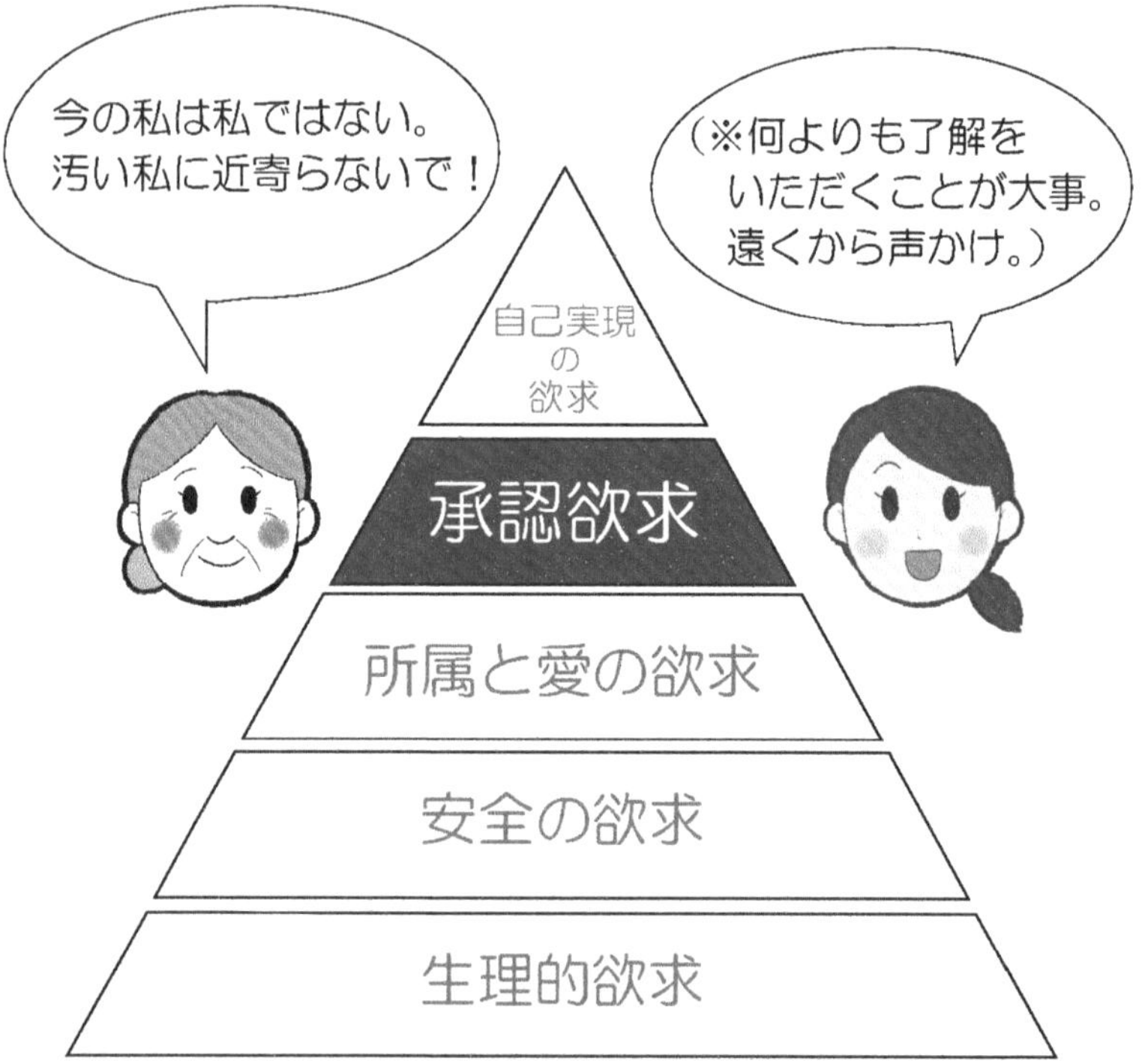
今の私は私ではない。
汚い私に近寄らないで！
（※何よりも了解を
いただくことが大事。
遠くから声かけ。）
自己実現
の
欲求
承認欲求
所属と愛の欲求
安全の欲求
生理的欲求

今の自分の姿を人に見られることに大きな恐怖を感じ、他人を近づけないために暴言、暴力、ろう便、食便といった行動が起こります。

↓

できるだけ遠くから情報を伝え了解をいただき、少しずつ防衛心を和らげながら承認欲求を高めていくことが大切です。

いて体に触らなければいけません。しかしそれはYさんにとって、大きな恐怖であるとともに、自分に厳しいYさんが他人に下《しも》の世話をされるのはたまらなく苦痛だったのでしょう。ピラミッドの**承認欲求**が強すぎる人が自分が予想もしていない状態に陥った時に「自己の断片化」を引き起こします。マズローの5段階の欲求の承認欲求から安全欲求まで下位自己が下がります。下位自己とは、著しく傷つけられるような事態（自己の断片化）に陥ったとき、現在自己がいる段階の下の欲求レベルに落ちることを言います。

自己有能感が下がった自分の姿を人に見られるのは耐えられない恐怖なのです。暴言を吐くことも、暴力を振るうことも、ろう便も食便も、Yさんにとっては、他人を自分に近づけないための手段と武器なのです。

対応については、できるだけ遠くから情報を伝え了解をいただくことで、少しずつ防衛心を和らげながら承認欲求を高めていく事が重要です。

【対　応】

排泄介助などに入る場合は、部屋の外から声かけをします。入室の理由を話し、入室の了解を得て（コミュニケーションが取れない方も同じ）、部屋に入ります。入室後「そばに近づいてよろしいですか」と声かけをします。「これから、おむつ替えをしてもよろしいですか」と了解をいただきます。拒否をされる時は、「すみませんでした」と謝り、また部屋の外からの声かけからやり直します。最初のうちは返事もされないかもしれませんが、必ず通じていますので安心してください。

一ヶ月くらいは上手くいく時と、機嫌が悪い時には拒否されることもあります。それはYさんの自己否定が強く防衛本能が高まるからです。

認知症状においての暴言、暴力、ろう便、食便は最強の症状なので、この対応ができれば他に怖いものはありません。一ヶ月くらいは辛抱強くやりましょう。段々、食便→ろう便→暴力→暴言という順序で治っていきます。

上手くいかない時は、必ず丁寧に最初からやり直しましょう。認知症の方は、ナイーブです。信頼をしてもらえるまでは時間がかかります。しかし、この対応ができた時、あなたに強い達成感と自信が生まれます。

事例8

Mさん。男性。

暴言、暴力、排便時に、自分がした便をヘルパーさんに見せつける。

おむつ替えの時に、わざとおしっこをする。車椅子使用、食事は刻み食。

【事例と考え方】

Mさんは50歳すぎに脳梗塞で入院されました。それまでは現役のバリバリの営業マンだったそうです。一命は取り留めたのですが、退院しても後遺症で障害が残ったMさんは悔しさなのか、暴言や暴力行為が頻繁にありました。奥様は、退院後自分では看病できないため、グループホームに預けました。そこでもMさんの症状は変わらず退去させられました。悩み抜いた奥様は、精神病院に入院させました。

私どもとお付き合いのある病院でしたので、担当の方からそちらに入居できないかと相談がありました。ホームシェアリーに入居されてからも同じ症状でした。

暴言、暴力、便を見せる等

類推すると…

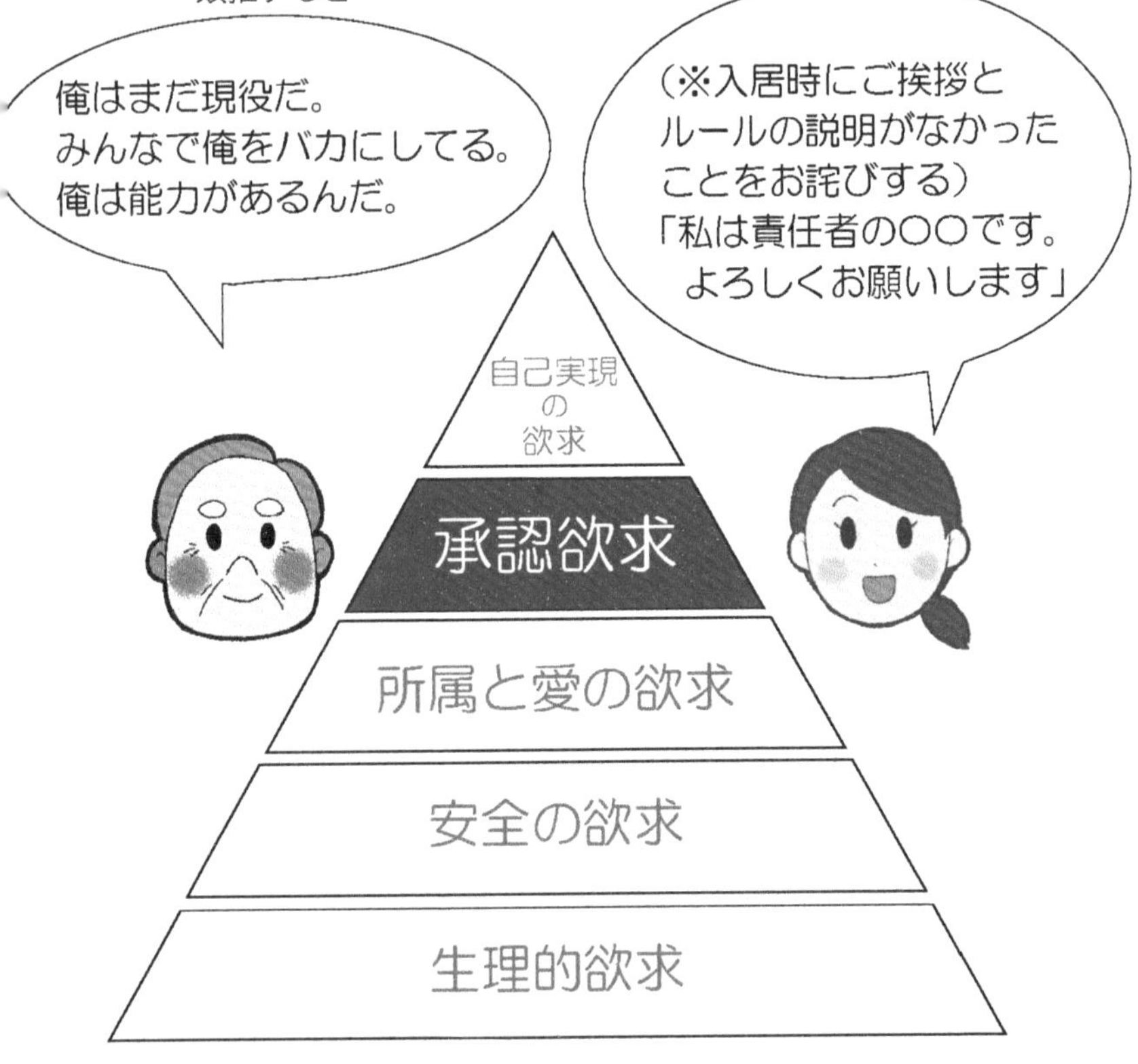
俺はまだ現役だ。
みんなで俺をバカにしてる。
俺は能力があるんだ。
（※入居時にご挨拶とルールの説明がなかったことをお詫びする）
「私は責任者の○○です。よろしくお願いします」
自己実現の欲求
承認欲求
所属と愛の欲求
安全の欲求
生理的欲求

承認欲求が強いために、暴言・暴力等の症状が現れます。
承認欲求を高めることが大切です。

○ 名刺を出してきちんと挨拶をする。
○ 施設のルールやペナルティなどを説明する。

相手は自己判断ができる、という前提で話をしましょう。

アナロジーで考えると「バリバリの営業マン」↓「自己有能感、有効感が高く承認欲求が強い」と思われます。

Mさんにとって退院↓グループホーム入所↓精神病院入院という経緯は絶対に認めることはできません。奥様に、退院後からのグループホームへの入居は了解をとられたかを確認したところ、本人の了解をとらずに入居されたということでした。

【対　応】

入居時に責任者が不在だった為入居時の対応ができていなかったとのことでした。そこでホームシェアリーの責任者が面会に行き、名刺を出してご挨拶をし、ここはどういうところかということ、ルールやペナルティを説明して了解をいただきました。

Mさんは、「そうか、分かった」とだけ言われて眠られたそうです。二、三日後、食事の時に「普通のご飯が良い」と言われたので、刻み食から通常の食事に変更するとおかわりまでされました。暴言や暴力もなくなり、排泄介助の時は「すまんな」とも言われるようになり、段々明るくなりました。それからはいつも「奥さんを愛してる」と言われていました。

入院から今に至るまでの経過を考えると、とても辛かったと思います。

その後、ご自分を振り返り、家庭をないがしろにして働いていた自分や、奥様に対しての一方的な押し付けなどを反省されたのでしょう。

☆この方は脳梗塞で倒れ、そのままグループホームに入れられました。これまでそれだけの仕事をしてきたのに何でこんな所に入れられるのか、ご本人からすると納得がいきません。合点がいかないから、暴れたり、言うことを聞かなかったりするのです。

今まで営業をしてきた人だから、名刺をきちんと出して自分を名乗り、「責任は私に全部ありますから、何かありましたら必ずおっしゃってください」と言う。その名刺一枚が、そういう人にとってどれだけ大きいのか、そういう人たちは挨拶もされない、などということは考えられないのです。自分が誰かも名乗らない、その人が誰かもわからないのに上からものを言われたりと、自分の常識では考えられない世界で生きていかなくてはならないのです。それを、逆に自分の気が変だというようにされてしまう恐怖心はとても大きいと思います。だから、自分の存在を証明しようと、暴力や暴言が出るのです。

敬意を持って名刺を出してきちんと名乗ることが大切です。また、一番効果的だったのは、これとこれをしたら退去していただきます、というルールの説明です。相手は自己判断ができる、という前提で話をするのです。自己判断ができないと思われていることを一番嫌がられます。

年をとってきたら、何かを忘れたり出来なかったりすることは普通にあります。それに対して、まるで性格全体がダメになっているという考えが、今の認知症に対しての考え方になってしまっているようです。「ちょっと忘れたくらいいいじゃないですか」というくらいの気持ちを持つことが大切です。

ヘルパーさんでも、自分よりも出来ないと利用者さんに感じさせる方が、自己有能感や自己有効力というものを得られます。高齢者の方が逆に、「あんたちゃんとせんとだめよ」とか言われるくらいに、あえてするのです。そうすると自分がまだやっていけるという自分の**承認欲求**が満足されるのです。

事例9

Kさん。女性。
外出時にいつも「ここはどこかね?」と何度も(五分おき程度)質問する。

【事例と考え方】

Kさんは、第二次世界大戦中に小倉市内が米軍の空襲を受けていた時、ご両親から、「ここに居ては危険だ」と言われていたと話されていました。終戦後もいろいろご苦労されていたとのことで、よく話されていました。

普段は「ここはどこ?」と聞かれることはないのですが、外出すると何度も繰り返し聞いてきます。落ち着きがなくなり、顔は無表情になります。

これを、アナロジーで考えると「ここは危険な場所ではないのか?」ということです。つまり、住所を聞かれているわけではなくて、ここは、安全かどうかを聞かれているのです。「ここは、○○ですよ」とその場所を答えてもKさんにとっては

「ここはどこかね？」

類推すると…

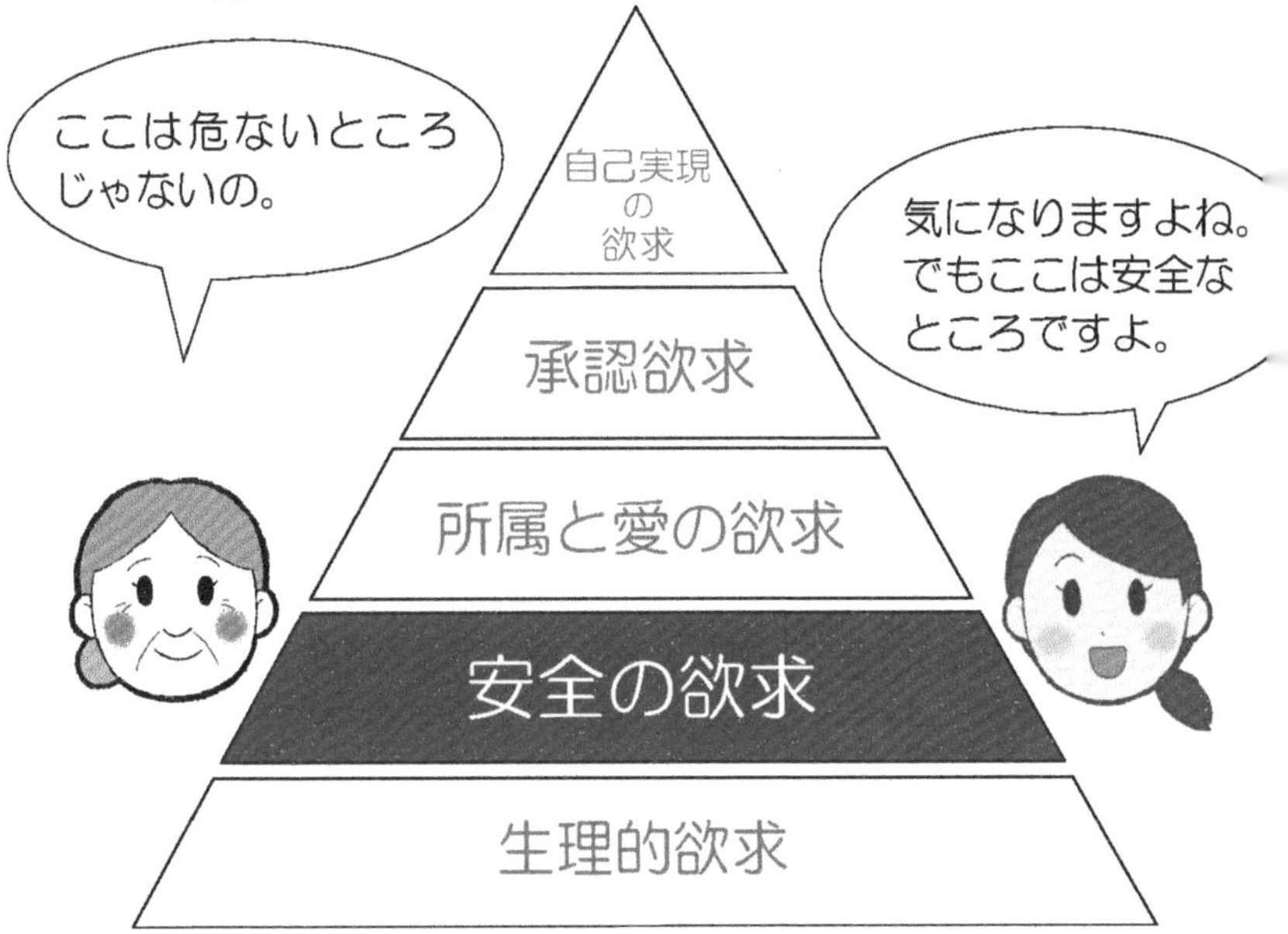
ここは危ないところじゃないの。
自己実現の欲求
承認欲求
所属と愛の欲求
安全の欲求
生理的欲求
気になりますよね。でもここは安全なところですよ。

「ここは〇〇ですよ」と住所を答えるのではなく…

①「気になりますよね」で共感します。

②「ここは安全なところですよ」と声かけをし、安全の欲求を満たします。

相手が発するメッセージを読み取って対応することが大切です。

意味がないのです。ピラミッドの**安全の欲求**が刺激されているのです。「ここは安全だ」という答えが返って来れば安心するのです。

【対　応】

ある年の花見に行った時のことです。いつものようにKさんが「ここはどこかね？」と尋ねられました。「ここは◯◯公園ですよ」と答えると、五分後に「ここはどこかね？」と尋ねられます。「気になりますよね。ここは、今はもう安全なところですよ」と答えると「よかった。やっぱり、桜は綺麗だね～」と言われてお花見を楽しんでおられました。

事例10

Aさん。女性。

入浴を拒否。2年間お風呂に入っていない。


【事例と考え方】

ケアマネージャーさんから、Aさんの入浴介助の要望があり、担当のヘルパーさんがご自宅に伺いました。入浴にお誘いすると「今日は入らない」と拒否されました。ヘルパーさんからその旨の報告があり、対応方法を尋ねられました。ケアマネージャーさんに入浴拒否の報告をすると、実は2年前から風呂に入っていないということでした。

結果的には、時間をかけて対応しようとご家族とも話し合いました。

入浴を拒否

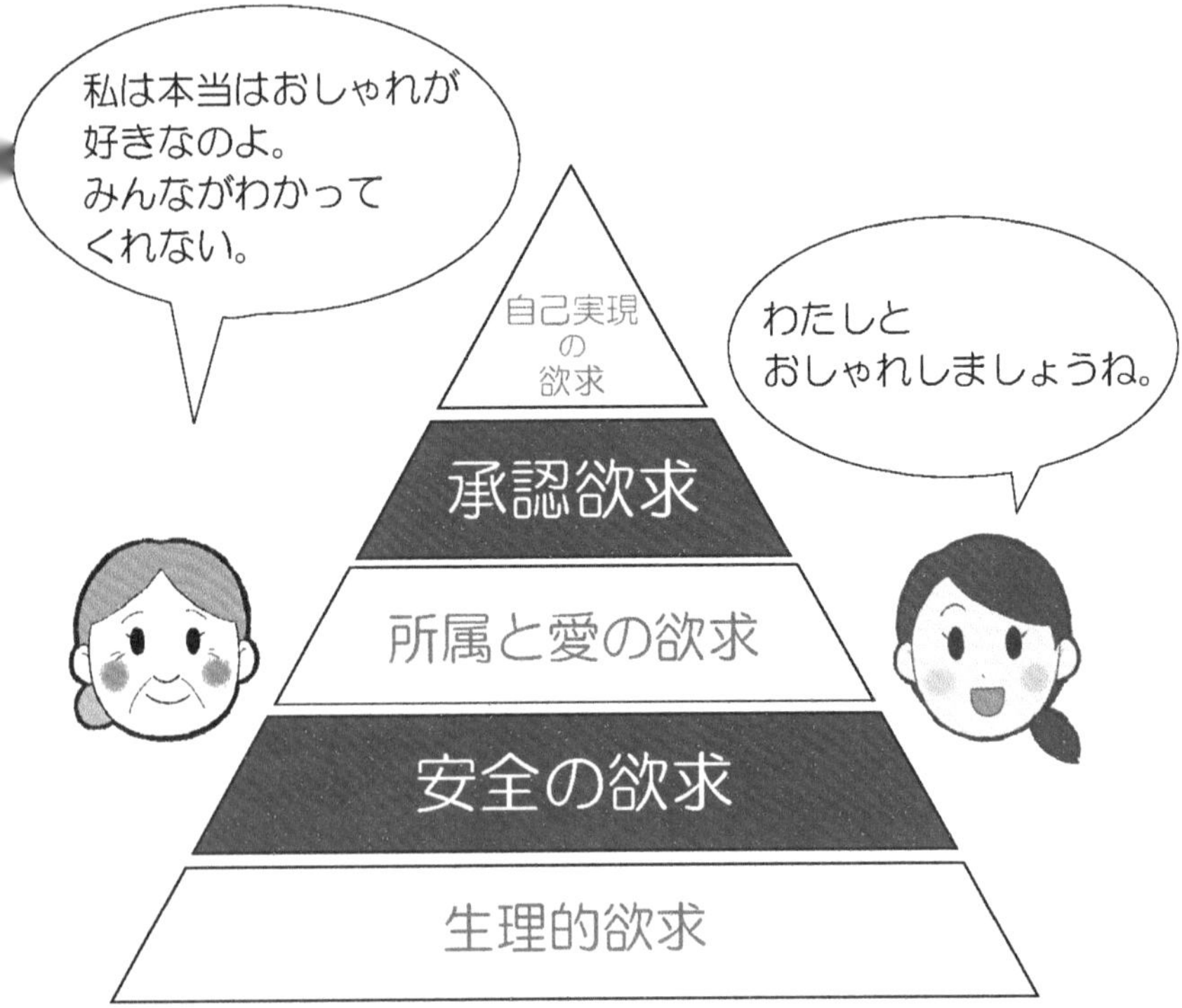

相手が拒否する場合は、その目的を変えてみましょう。

入浴を拒否する場合…

ただ「お風呂に入りましょう」ではなく、

「おしゃれをするためにお風呂に入りましょう」

相手の承認欲求が満たされることを提案してみましょう。

【対　応】

ヘルパーさんにその結果を伝え「ただ話をしていたらいいよ。ただし、入浴のことはいっさい話さないように」と指示をしました。

2回目の訪問時にヘルパーさんが伺い、お話をしていたら「あんた、爪が綺麗じゃね〜」と言われ「私、ネイルの資格を持っているんですよ。Aさんもしましょうか?」「う〜ん。でも体が汚いからね〜」「じゃ、今からお風呂に入りましょうか」というやりとりの後、入浴介助を行いました。すると、髪から墨汁の汁のような真っ黒い水が出てきたそうです。Aさんは「私も昔はオシャレだったんよ」と嬉しそうに話されていました。その後は、すっかり明るくなっておしゃれの話に夢中になられました。

2年間髪を入浴をしていない事情は、後にご家族からお話を伺いましたが、個人情報なのでここでは割愛をいたします。

☆それまで、訪問介護ステーションに何回か入浴介助を家族が頼んでおられたのですが、どこも「お風呂に入りましょう」といきなり言うので、「入らん」と言われるわけです。今回は、ゴールを「風呂に入る」ということではなく、その向こうの「オシャレをする」ということに変えたのです。

これは5段階の欲求で言うと、**安全の欲求**ということと、**承認欲求**が高いということです。オシャレをしていた、そういうことに興味がある、ということです。この方は攻撃的ではない分、迂回をして自分を主張するということになっていたのです。だから安全欲求も承認欲求もきわめて高い、プライドが高い方だと思います。だから、ゴールを「オシャレ」ということに持っていきました。

それ以降は、「オシャレをするため」に毎日髪を洗うということを、ずっと続けてくれるようになりました。

事例11

Mさん。男性。
物盗り、徘徊、廊下に排尿する。

【事例と考え方】

Mさんの場合、廊下で排尿するという症状や物盗りというのは、以前いた施設からあったようです。それが原因で施設を退去させられ、娘さんからの依頼で入居されました。娘さんは入居を断られるかもしれないという恐怖で、症状があることはおっしゃっていましたが、ごくたまにあるという話でした。

廊下で排尿という行為は、責任者が名刺を出して挨拶をし、ホームシェアリーのルールや金額、支払いは娘さんが行うとのことを入念に説明したので、廊下での排尿の症状は出ませんでした。

物盗りの症状は最初は小さなもので、何かの間違いか勘違いかという感じでヘル

物盗り、徘徊、廊下に排尿

類推すると…

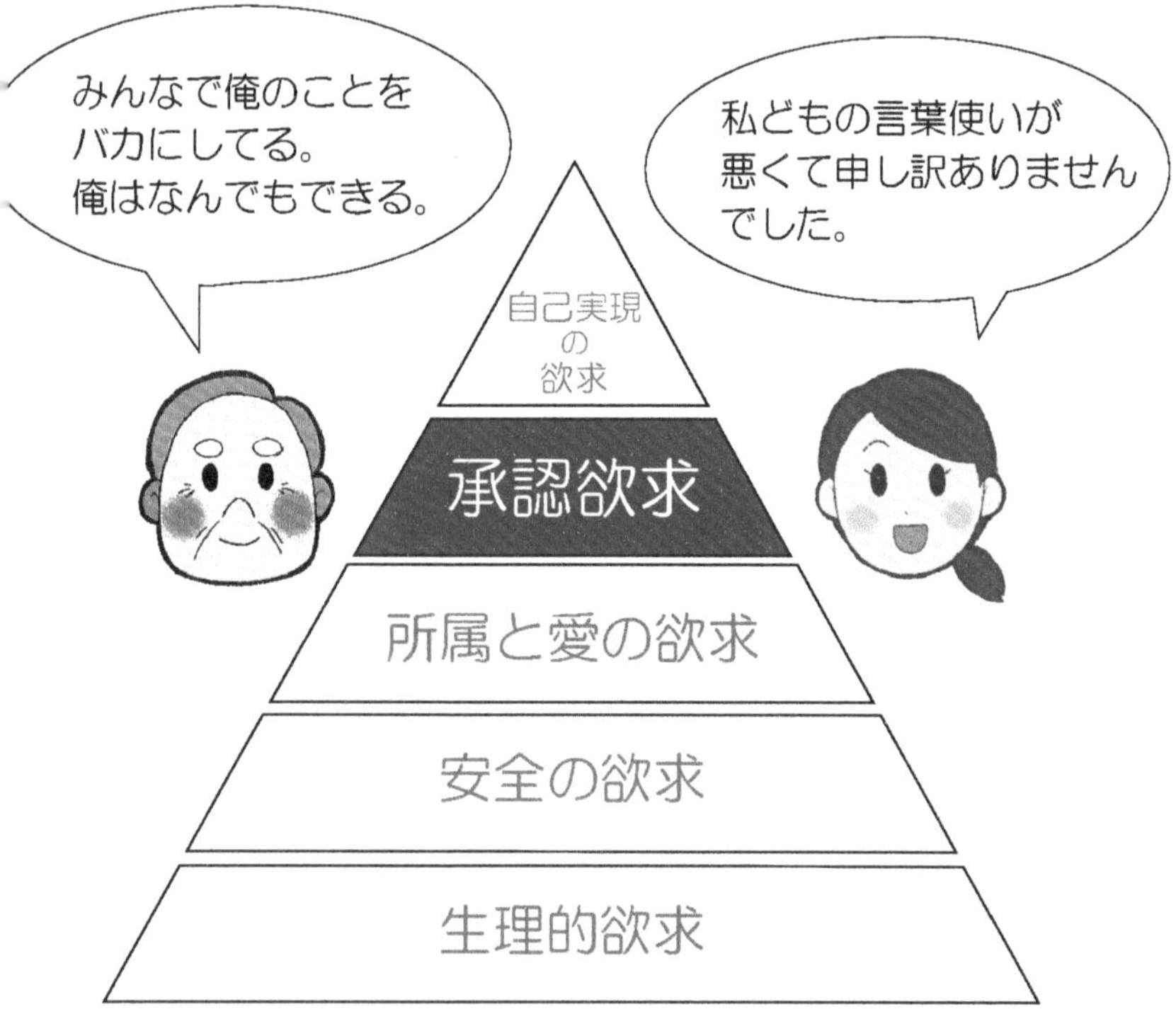

承認欲求が強い方は、ヘルパーさんの軽口などにも反応されるので注意が必要です。

○ 失礼があったことをお詫びする。

○ 自尊心を高め、承認欲求を満足されるように対応する。

パーさんも気に留めていなかったようです。しかしある時、同居の方の現金を盗んだというので、対応を考えました。徘徊症状は、厳密に言えば徘徊ではなく、外に出たいというようなものでした。自分が嫌な現状から回避したいというところでは徘徊と同じ行為なのかもしれません。

物盗り、徘徊症状は、それまで、一定の周期で行われていました。何か関連したものがあるのかと色々当たりましたら、症状が出た時と共通する事柄が出てきました。それは、ある特定のヘルパーさんの勤務の時でした。そのヘルパーさんに話を聞くと全く心当たりがないとのことでした。ただ、「私は、いつも冗談を言うのでそれが気に食わなかったのかもしれない」と言っていました。

娘さんに話を伺うと、ご本人はとても厳しくて気難しい方だそうです。元気な頃、大きな車の修理工場をされていたとのことでした。

そこで、アナロジー的に考えると承認欲求が強い方で、下の人から軽口を聞かれるということはあり得なかったのでしょう。ともかく、自尊心を高め承認欲求を満足されることが必要です。

【対 応】

責任者が、被害にあった方にお詫びをした後、Mさんに謝りに行きました。「Mさん、この度は、失礼があって申し訳ありませんでした。」（この会話は、アナロジー的な会話なので、何が失礼なのかは話しません。Mさんは、自分が頭にきた事だ、と理解をします）そうするとMさんは、「いいよ、気にせんでも」と言われました。「それから、これから事情があって担当のヘルパーさんが変わりますがよろしいでしょうか」と伺うと「そうか」と安心した顔をされたということです。これには、後日談があるのですが、Mさんは、「ここを追い出されたら行くところがなくなってしまう」ということは理解されていたのでしょう。その後は、物盗りや、徘徊らしき症状は出なくなりました。

少しずつ元気になられ、外へ散歩したいと言われるようになりました。娘さんにその旨お伝えすると、自分は仕事があるので付き添えないとのことでした。散歩の付き添いは、介護保険サービスの適用外なので有料で行うとかなりの費用がかかる旨を説明すると、GPS付きの靴や杖を使用し、散歩するということはどうかという話になりました。Mさんはその靴を履くのを嫌がってたので杖のみとしました。GPS付きの器具を使用する場合には、精神的拘束と取られないように簡単な同意書をいただくようにしています。

「Mさん、同意書が必要なので、中を読まれてご署名をお願いします」とお渡ししたら、「いいよ」と漢字でご署名されました。あまりにも自然な動作だったのでその場では誰も気が付きませんでした。後で「ご自分で、署名されましたよね」とみんなでびっくりしました。後日、娘さんに同意書の署名をお見せすると、感慨深げに何度も見ていました。何も言われませんでしたが、少し涙ぐんでおられたそうです。

事例12

Sさん。女性。

機嫌が悪くなると、突然帰ると言って外に出ようとする。

【事例と考え方】

高齢になると一定の時代の記憶を何度も繰り返し話をされる方がいます。これは、「レミニセンス・バンプ」(自伝的記憶のこぶ・隆起)と言って自分にとって象徴的出来事や自分にとっての栄光の時代が思い出され、気分もその時の嬉しい気持ちや、自信に溢れた感情を想起します。「お年はおいくつですか?」と尋ねると、いつも「38歳です」と答えられる時は、その方にとって38歳の時が一番すばらしくて誇りある時だったのでしょう。

Sさんはお若い頃からキャリアウーマン(当時はそんな言葉すら無かったでしょうが)だったそうです。プライドが高く、**所属欲求**や**承認欲求**が高い方でした。へ

機嫌が悪くなり、突然「帰る」と言う

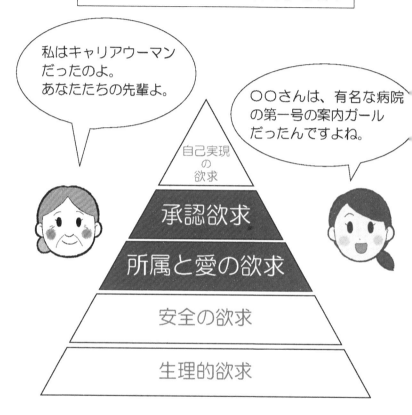

○「ながら行為」は相手の自尊心を傷つけます。
きちんと相手の目を見て、丁寧に対応します。

○相手の承認欲求を高める言葉を使います。同じパターンで対応しましょう。文脈は気にしなくてOKです。

ルパーさんの態度が気に食わなかったりすると「私は帰る」と言って外に出ようとされていました。当然、認知症状があるので、一人での外出は危険です。機嫌を直して頂かないといけません。

【対　応】

「Sさんは有名な○○病院の最初の受付ガールをされていたんでしょ」とヘルパーさんが尋ねるとドアのところから振り返り、「そうなのよ。私は特に先生方から信頼されていたのよ」「そうなんですか。すごいですね」「そこを定年になってここで働いていたのよ。だから私はあんたたちの先輩なのよ」といつもニコニコされます。もちろん、ここ(ホームシェアリー)では働かれてはいませんが。他の日に、「ヘルパーさんのどんな態度が気に入られないんですか」とお伺いすると「ながらよ。人と話をするときは、きちっと相手の目を見て話さないとダメ。私は受付ガールだったからそんなのは許せない」とのことでした。

「ながら行為」は相手の自尊心を傷つけます。特に先輩方に対しては気をつけなければなりません。誰も好んで介護を受ける状況になったのではないのですから。「ながら行為」を気をつけながら了解を頂き、介助をさせて頂くと、いつも穏やかな笑顔のSさんです。

☆認知症対応によって、認知症状が治まる。じゃあこれが、三日後はもう出ないのかというと、そうではありません。ヘルパーさんの対応が悪かったりすると、また出たりという可能性もあります。

この時も、まったく同じパターンで対応することが大切です。普通は、何か違う話をしなくてはいけないと思いがちですが、それはNGで逆に失敗するのです。

この方が、「あんたなんでそんなことするんね！」と仮に怒られた時は、「Sさんは、○○病院の最初の受付ガールをされていたらしいですね」と返します。すると笑顔で「そうなんよ」と言われます。これがパターンです。それを「いやいや、これはこうでこうで」などと言うとまた火がついて、「バカにしてるんやろ！」といった流れになってしまうのです。

普通、怒られているのに「〇〇病院の最初の受付ガールをされていたらしいですね」などと言ったら、さらに怒られるんじゃないか、と思いますよね。だから、これが知識と勇気がいる、ここのポイントです。

そして、承認欲求を満たされて承認が上がると、「まあ、このくらいのことはいいか」と思えるようになるのです。

このケースでも承認欲求を上げる、というゴールは一緒です。だから、それに対応できる言葉を出せばいい、それは文脈ではなくていい、というのがポイントなのです。

事例13

Bさん。女性。

収集癖、異物摂取。


【事例と考え方】

Bさんは、入居した時から物集めが強く、特に飴玉に執着していました。機嫌が良い時や介護サービスをしてもらった時にヘルパーさんに飴玉をあげます。

「はい。今日は気持ちが良かったから飴ちゃんを3個あげるね」と飴玉を使い分けていました。ある時、誤ってナフタリン（防虫剤）を口に入れてしまいました。その後、他の人の下着などを自分のベットの下にしまい込んだり、飲み終えたコップをしまい込むという行為がありました。異物摂取については、後日話を聞くと「飴ちゃんと間違えた」と言われました。

収集癖については、承認欲求から下位自己の、ピラミッドの所属と愛の欲求に関

収集癖・異物摂取

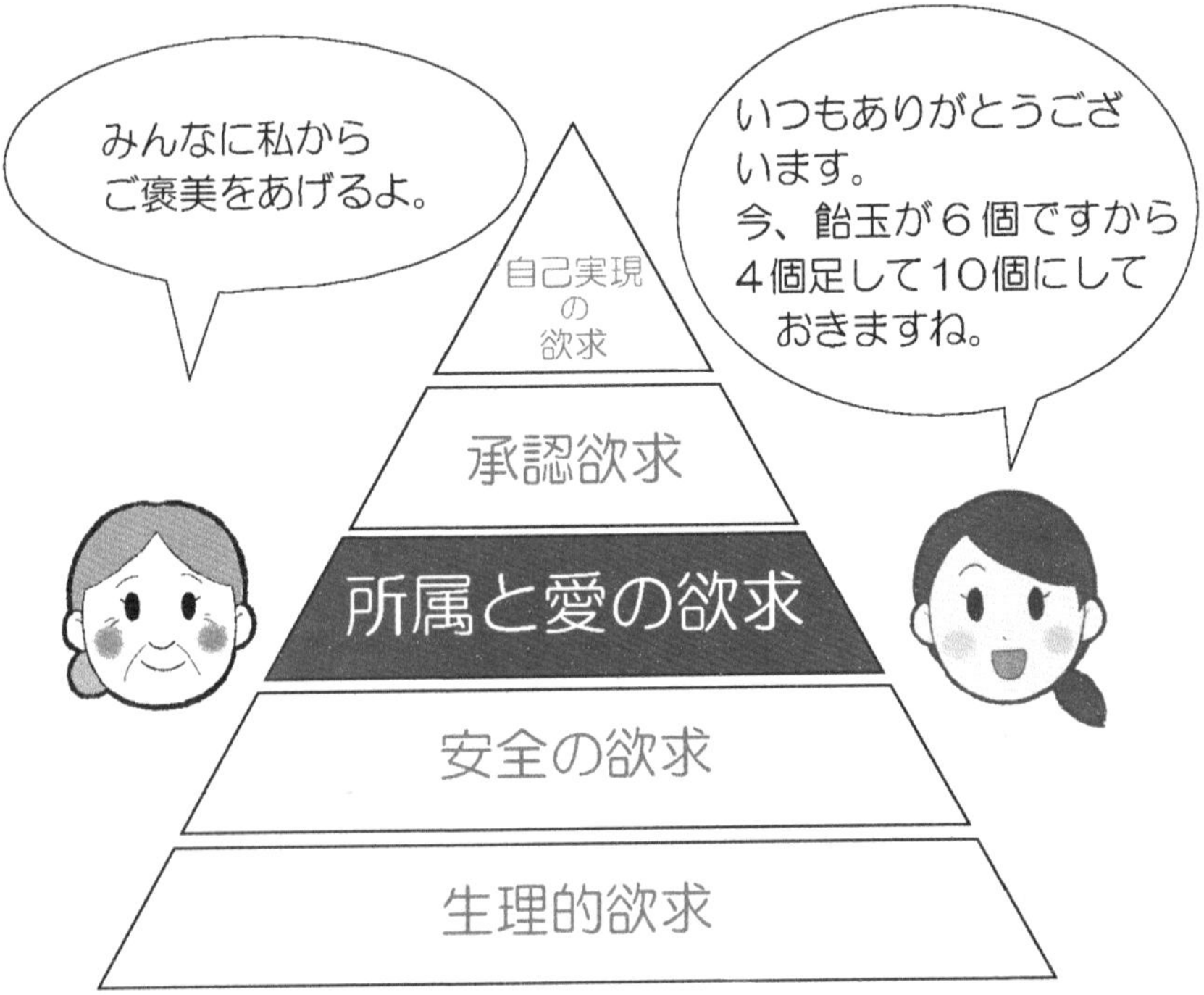

飴玉を人にあげることで所属と愛の欲求を満たしています。
飴玉や物がなくなる「恐怖」が、収集癖につながっています。
↓
数字を声に出して渡すようにして計算能力を高めます。
前頭葉が活性化され、数がわかるようになると恐怖心が
なくなり、収集癖も治ります。

連すると考えられます。「飴ちゃん」はBさんにとっては人を評価したり、自分が評価されたりするための秤《はかり》だと考えられます。人にあげる飴玉やものが無くなったら大変だと恐怖に感じるのです。

【対　応】

Bさんのご家族から飴玉がなくなった時にお渡しする飴玉をお預かりしています。高齢になると前頭葉が劣化してきますので、計算能力が衰えてくるので予備のもの（飴ちゃん）が無くなると恐怖に陥ります。

ヘルパーさんにBさんに飴玉を渡すときは必ず数字を声に出して渡してくださいと指示しました。「Bさん、今、飴ちゃんが6個あるので4個を足して10個にしますね」と言うようにします。Bさんは同じように「飴ちゃんが6個あるので4個足して10個だね」と言われます。他の時も数字を使えるときは必ず数字を口に出して渡します。

ほぼ、1ヶ月程度で飴玉がなくなる恐怖が薄れて収集癖は治りました。飴ちゃんは今でもBさんにとってはお金（価値を表せるもの）に変わりはありません。

☆大型介護施設等の利用者さんは恐怖心が大きい傾向があるので、何かあった時、大変驚かれます。例えば10％くらいのことに対して、１００％で反応される感じです。これは前頭葉の問題だと言われています。怒りや精神的コントロールのスイッチが、ゼロか１００かなのです。だから前頭葉をもっと活性化させるような方法はないか、ということで考えたのが、飴玉を数字で言うことです。

飴玉をあげるというのは、自分が物を与える、褒美を与えることで、自分の承認欲求を高くする、自分の位《くらい》を高くする、攻撃されないようにする、という考え方です。飴が少ないと、物が少なくなると怖い。それでどんどん集めるのですが、数がわからないから、このくらいでいいというのがわからなくなるのです。それを応用し、前頭葉を活性化するため、無意識に計算できるようにしようと考えました。

飴玉を足す時に、「飴玉が今○個ありますから、○個足して○個にしますね」と数を言って飴玉を渡すようにヘルパーさんに伝えました。そう言っていると、だんだんと数がわかるようになるのです。すると、恐怖心がなくなり収集癖が治って来ます。恐怖心さえ収まれば、人間は異常な行動をしなくてよくなるのです。

事例14

帰宅願望。「帰りたい」「用事があるので帰らなければいけない」と言われる。

【事例と考え方】

ＳＮＳなどで多く見られる介護者の方のお悩みです。施設の言い方は、「入所時不適応」と言ったりしています。

介護サービスが日常社会と大きく違っている部分が、表面的に金銭が見えないところです。業務に携わっている人や行政の方にとっては介護保険適用などで常識になっていますが、一般の人はその仕組みを理解していません。そのような人々（介護保険をよく知らない高齢者の方や認知症の方など）にとって、お金を支払わないで食事をしたり、寝泊まりをしたり、自分の面倒を見てくれるのはとても不思議なことです。かと言って自分からお金のことを言い出すのは所持金がないので怖いの

帰宅願望

類推すると…

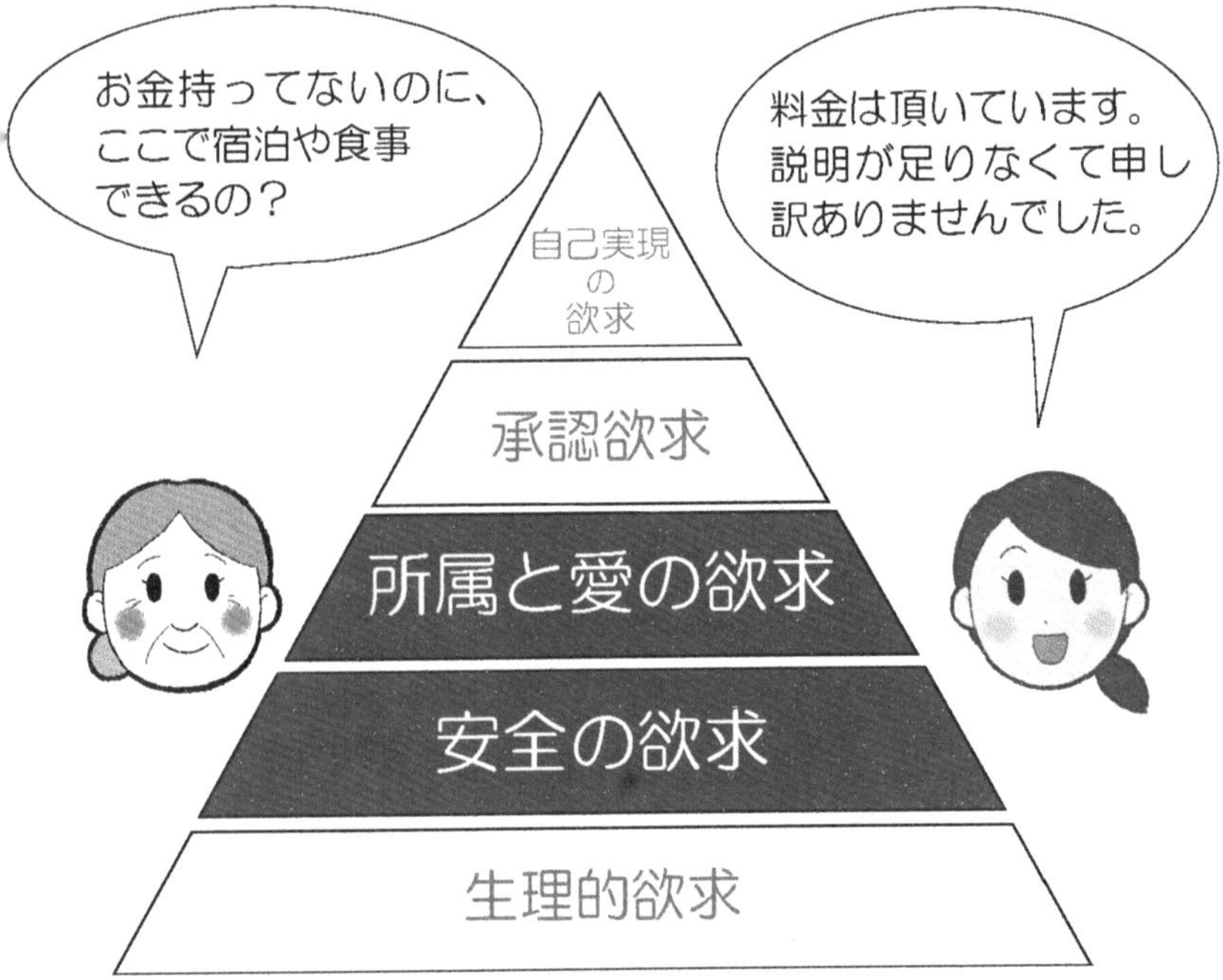

○ 介護者はお金をもらい、仕事としておこなっていることをきちんと説明します。
○ 入居時の説明が足りなかったことをお詫びします。

きちんとお金を払い、サービスを受けられているということを理解していただくことで、所属と愛の欲求・安全の欲求が満たされます。

です。

訪問介護などで、異性の介護者に対する疑似恋愛感情も同じように「自分の面倒を見てくれるのは特殊な関係の人」と感じます。介護時に性的な行為や誘いかけなど困った経験がある方もおられると思います。

普通のビジネスのように「本日は、○○のサービスをさせていただきましたので○○円になります。月締めでご請求をさせていただきます」という説明があると、このような事態にはなりにくいのです。

この場合の「帰りたい」「用事があるので帰らなければいけない」などの言葉はアナロジー的には「ここにいてもいいの？」「泊まっても大丈夫なの？」という問いかけです。これは、ピラミッドの所属と安全の欲求に関連します。

【対　応】

この時点の対応としては、自分たちは仕事として行っていること、入居時の説明が足りなかったことをお伝えします。

「○○さんがお帰りになられると私が仕事をしていないと叱られますので泊まってもらえませんか」「入居時の説明が足りなくて申し訳ありません。明日でも責任者から詳しくご説明いたします」

第一章のまとめ

最初の章から認知症の対応技術、つまり本文を書くことは少ないと思います。情報社会の中で時間は貴重な資源です。無駄なものを読む時間などないと思います。この章で納得がいかなかったり、これは間違ってると思われる方は続きを読まれてもあまり意味がないと思いますので、最初から皆さんに私たちの技術を披露しました。解説は後でゆっくり読んでください。

いずれかの事例の中で当てはまるものがあったら、ぜひ一度だけでも試してみてください。

最初は思うような効果が出なくても、必ず何かしらの手応えは感じると思います。

この章では難しい言葉や考え方が出ています。「**マズローの5段階欲求ピラミッド**」「**アナロジー思考**」「**コフートの自己愛**」など。これらは、どれか一つをとっても一つの学問です。これらのことに関する書物は数多くあります。ということはこれらのどれか一つで一冊の本になるということです。

表面には出ていませんが、フロイトのリビドー論やパーソナリティー障害、HSP（ハイ・センシティ・パーソン）障害、非言語コミュニケーションなども盛り込まれています。

認知症対応は自尊感を妨げずに恐怖心を抱かせないことです。

それがあれば、理屈はこれ以降の章で理解されると思います。

今までの認知症対応技術で法則がある技術を感じたことがありますか。

技術というのは、誰でもこの方法でやれば一定の効果が生まれるものでなければ意味がありません。

理論→法則（定規）→結果　これが全てです。

第二章　心理学から見た認知症

認知症と心理学

心理学を学ぶきっかけ　洪水での出来事

私は、ある事件があるまでは、「認知症は医療が治す」というのが当たり前、常識だと思っていました。その頃まで認知症は病気の症状だと思っており、それについて全然疑いもしていませんでした。

２００９年に、洪水がありました。他のところは大したことはありませんでしたが、ホームシェアリーの一帯だけがひどく、施設の玄関の上がり框《かまち》のところまで浸水しました。

ホームシェアリーの担当者から『家の前を軽自動車が流れています』という電話があり、駆けつけてみると一面が水の海でした。停電にもなっており、真っ暗でした。もし高齢者の人たちがパニックになって外に飛び出したら、人命も危うい。膝ががくがくし、心臓が喉から飛び出るような思いでした。

施設に着くと、八人の入居者のうち七人は近くのマンションやコンビニに避難させてもらっていました。しかし、まだ一人残っているからということで、私は飛び込んで助けに行きました。そうすると、ちょうど家の上がり框《かまち》のところに、一人おばあちゃんが立っていました。それで、「すいません、遅れて」と謝ると、「ああ、いいよ」と言われました。それで背中を向けるとその方は乗ってこられ、避難できました。

外に出ると雨がびしゃびしゃ降っており、背負っているのはおばあちゃんなのですが、服が濡れているので大変重いのです。胸のところまで水があり、下が道路なのか溝なのかがわからないような状態でした。ズーッ、ズーッと足で探りながら避難しました。「これはもう一緒に死ぬかもしれない」と思うような状況でした。そ

こに消防の方が来てくれて、おばあちゃんを引き上げてもらい、全然パニックにな
ることもなく、何とか生き延びました。
その後、コンビニにお礼とみなさんの迎えに行きました。
その時におばあちゃんに、「すいません、来るのが遅れて」と言うと、「いや、こ
れは天災だから、あんたのせいじゃないから気にせんでいいよ」と言われたのです。
要介護4や5の人がそう言われるのです。その時は私も気が動転していましたし、
「ありがとうございます」といったことで終わりました。
泥水が畳の上まで上がっていたので、その間他のところに避難してもらい、いろ
いろな処理もあって、元に戻るのに一週間位かかりました。
そして、一息ついた時「待てよ、あの時、こんなこと言わなかったかなあ、天災
やから気にせんでいいよ、とか言ってなかったかなあ。」「言ってましたよねえ。」
という話になったんです。
要介護、認知症の人はそういうことは言えないと思い込んでいたのです。しかし
実際は、みんな普通だったのです。

考えてみると、私たちより上の年代の方々は、停電や台風にもある程度慣れておられます。災害にも慣れているので、私たちが思う程、そんなにパニックにはならないのです。誰一人騒ぐわけでもないし、返事も普通なのです。

その時、「認知症って何なんだろう、もしかして普通に戻ることがあるのかな」と思いました。それをきっかけに、いろいろなことを見てみようと考えるようになりました。まだその時は「認知症対応」といったことまでは考えていませんでした。それができるとも思っていませんでした。しかし、「認知症って何なんだろう」という視点から見ていくうちに、「あれ？」と思うことがだんだんと増えていったのです。

認知症は医療で治す？

洪水の中駆けつけて行った時、「すいません、遅くなって」と言ったら、「いや、これは天災、災害だから、あんたのせいじゃないから気にしなくていいよ」と普通に対応されたのです。その時に、「おかしいなあ、認知症って本当にあるのかな」と疑問に思いました。

それが認知症のある方の対応とは考えられず、近くの脳神経クリニックに利用者さんたちを連れて行きました。そうすると先生がレントゲン写真を見て、「ここに黒い点があるでしょ、ここに出血した後があるから、この人は複合運動ができないんですよ」と言われました。「複合運動って何なんですか」と聞くと、「手を挙げたりとか回ったりだとか、これは単作業です。それを上下しながら回したりするのが複合運動なんですよ」と言われました

その複合運動が「できない」と言われたのですが、利用者さんの一人に、「Tさんやって下さい」と言ってやってもらうと、「はい」と言って、それをやったのです。脳に出血があって、「できない」と言われたのに、それを「はい」と言いながらやるのです。「おかしいなあ、右利きですかね、左利きですかね、左でちょっとやって下さい」と言われました。それで今度は左でするわけですが、同じように「はい」

と言ってするのです。お医者様は「おかしいなあ、おかしいなあ」と言われています。そうするとその方は、「なんやったら両手でやろうか」と言って、今度は両手でやったのです。カルテには、何と書いていいかわからないものですから、「特異稀《とくいまれ》なケース」と書かれました。次の人もそのような感じでした。

一体何なんだろう、といった状態です。私たちも「認知症は医療で治す」ものだと思い込んでいました。しかし、これが医療では説明がつかないのであれば、もしかして精神的なことなのではないか、と考えるようになりました。

NLP　非言語コミュニケーション

そしてそのことをきっかけに、NLPいうアメリカで一番新しい心理学を学び、その催眠療法士の資格をとったり、非言語コミュニケーションやフロイトのリビドー論を習得したりしていきました。

アメリカで一番新しい心理学と言われているのが、神経言語プログラミング、NLP：Neuro Linguistic Programing というものです。これを考え出した人が二人の博士なのですが、一人は心理学者で、おもしろいことに一人は数学者なのです。

アメリカは第二次世界大戦が終わっても、朝鮮戦争からベトナム戦争とずっと戦争を続けていたので、膨大なPTSD（心的外傷後ストレス障害）の患者がいると言われていたのです。これを何とかしないとアメリカそのものが壊れてしまう。そのために、世界三大セラピストという有名な人たちがPTSDを分析しています。

こういう時はこうだったということを分析し、じゃあそれに対してはこうしたら効果があるんじゃないか、というやり方によって、PTSDを取り去ったとされています。それが「NLP」というもので、そこで多用されるのが「非言語コミュニケーション」です。言葉と動きで違うメッセージを発していることがある、というものです。ここから、**「非言語コミュニケーション」というものが、心理学の中で認知症に効果があるの**ではないか、と気がつきました。

認知症では、5分か10分おきに「ご飯食べたかね」「薬飲んだかね」「ここはどこかね」といったことを問われるというのが典型的なパターンです。他にも、徘徊、急に怒り出す、といったことがあります。それを「具体」を見ない、つまり「ご飯を食べたか」「薬を飲んだか」という言葉を聞かず、非言語コミュニケーションで、それを抽象にしたら何なのかを考えました。すると結局「気になる」ということではないか、と気づいたんです。食べたかどうか、薬を飲んだかどうか、といったことが「**気になる**」ということです。

担当者に、利用者さんから「ご飯食べたかね」と言われたら、まず最初は、「さっき召し上がっておられましたよ」と言うように指示しました。次はそれに何か形容詞をつけて、「おいしそうに」と言って、さらに聞かれた時には「気になりますよね」と答えて下さいと指示しました。そうすると、返ってきた言葉が「そうなんよ」だと言うのです。これは抽象としては合っているということがわかりました。

それまではずっと、行動一つ一つにどう対応するのがいいかを具体で考えていました。しかし、「あ、これは健康の欲求だな」とか、「これは承認欲求だな」「所属の欲求だな」というように、**「抽象化して考える」**ようになりました。

安全の確認

高齢者の方が言ったことに対し、「さっき食べたのにもう忘れてる」というように、ほとんどの人は「忘れた」と考えます。しかしながら、全然違うのです。

そもそも認知症の始まりは、記憶を溜める脳の海馬が弱くなっているので忘れるのだと言われています。だから家庭でも、「またお母さん忘れて、さっき食べたでしょ」といった話になるのです。しかし、実際は**記憶の話ではなく、自分の「安全のために確認をする」**ということではないかと考えました。

そこからいろいろなケースを検証した結果、それが間違いないということを確認できました。そして、これで何か一つの法則ができないかを考えました。

心理学について

それまでの経験に加え、いろいろな本を読む中で、心理学を研究するということを考えつきました。心理学というのは、私は縦割りであると考えます。例えばフロイトやマズロー、ユングといったいろいろな研究者がいます。その本の内容は心理学といえども、みんな異なっています。それらの本を読んでみると、他を否定しているというものはないのですが、書いている内容は違っています。

例えばフロイト〔Sigmund Freud〔1856-1939〕オーストリア、精神分析学の創始者〕のリビドー論は「人は性感を与えることによって成長する」という理論です。これは、唇に快感を持たせることで赤ちゃんが乳首を探しておっぱいを吸うとか、肛門で排せつを覚えさせたりするとか、その体の部所に快感を持たせることで人は成長するという考え方です。

当時研究というのは、カソリック教会がお金を出して援助していましたが、フロイトがリビドー論を唱えると「神の子である人間が、性感によって育つなんて神を愚ろうしている」という理由でフロイトを追い出しました。フロイトは世界で一番最初の精神分析学者なのですが、そういった理由から彼自身が本を書くことはできず、学生が講義で聞いたことをまとめて発表したのが『フロイトの精神分析論』上下巻です。

一緒に研究をしていたユング（Carl Jung〔1875-1961〕スイス、分析心理の創始者）をはじめ、他の心理学者たちも、「私たちはもうフロイトとは違います」と、各々が一派を立てました。よって、同じような内容もあれば、まったく違う内容もあるので、いろいろな心理学者の本に目を通さないと真に理解することはできません。

特にアブラハム・マズロー（Abraham Maslow〔1908-1970〕アメリカ合衆国、人間性心理学の生みの親）の「5段階の欲求」は、さまざまな本を読まないと理解は難しいものです。リビドー論などいくつかの心理学を結びつけ、自分たちなりに、認知症のこの事例はどこに当てはまるかを考えそれを現場で試す、ということを繰り返していきました。

アブラハム・マズローの5段階の欲求

アブラハム・マズローの考えは、人間の欲求を5段階に分け、ピラミッドのように構成していくものです。これは、**欲求は下から埋まっていく**という考え方です。まず**生理的欲求**、そして**安全の欲求**、**所属と愛の欲求**、**承認欲求**、**自己実現の欲求**、というように、その人の考え方が上がっていくというものです。

このマズローの5段階の欲求に認知症状をあてはめると、わかりやすくて再現性が高くなります。例えば、

・「ご飯食べたかね」は食欲に結びつきやすいから、「生理的欲求」です。
・「ばかにされている」と思っている人は、「承認欲求」です。

というと、聞くほうがわかりやすくなります。

高齢者が持つ潜在的な欲求、潜在的なものは同一です。しかしながら、その出方

は異なります。それを十人十色で対応していたら、百種類、千種類、一万種類の対応になってしまいますので、集約する必要があります。

それを潜在意識で集約してみようというのが、このマズローの5段階の欲求を使う理由です。

認知症対応にあたって

人間は物事を一塊で考える

人間の脳には、物事を頭の中で一塊《ひとかたまり》にする能力があります。例えば、ペットボトルでお茶を飲む場合、人間は特に意識せず蓋《ふた》を開けて飲むことができます。まずペットボトルを手にとって、次に蓋を開けて…というように無意識に行動をコンパイル（一塊）します。これは、言語コミュニケーションの場合も同じです。その例として、実際にセリフを紙に書いて、それを順番に読んでいくという実験があります。

「今日は天気がいいですね」と一人が言います。その次の人は、前のセリフと全く関係ないセリフが書かれていると、声に出して読むことができません。

「今日は天気がいいですね」「昨日あんぱん食べました」と書いてあると読めない

のです。

人間は、考えることと、やることというのは、だいたい共通しているということです。人間は物事を見ることによって、同じことを考えたり感じたりするようにできています。だからその**共通性を認識**することで、認知症対応ができるようになるのです。

パターンを見破る

人間にはパターンがあります。**認知症対応とは、そのパターンを見破り、それを公式に当てはめる**ということです。

人間は大変複雑に見えますが、根っこはほとんど変わりません。赤ちゃんには個性がなく、成長するにつれてだんだん個性というのが育っていきますが、高齢になるとまた同じようになります。

赤ちゃんというのは、言葉も話せないのに生きていかなくてはいけないという、非常に不安な状態です。その前に出産で母体と別れる分離不安というところから、いわゆるストレスが始まります。それからいろいろな体験、生活環境や育成環境の中で、個性というものが育っていきます。しかし、今度は高齢になって動けなくなる、思うようにならなくなると、結局また個性がしぼんでいくわけです。

赤ちゃんを育てる時には、泣き方でおむつが濡れている、おなかがすいている、ということを理解します。それと同じように、高齢者の認知症対応もパターンで考えられるのです。赤ちゃんが泣き方を変えるということと同じく、高齢者は自尊感の出し方を変えていくのだと言えます。

マーケティングでは物事を処理する際、トラブルを解決するにもパターン化して、そのうちのトップの20％をクリアすれば全体の80％の問題はクリアされるというパレートの法則というものがあります。それと同じです。

全ての問題一つ一つに同じように対応する、ということは現実的に出来ません。だから、その人の中の優先順位の一位、二位である20％くらいの問題に対応するようにします。そうすれば、その人のストレスの80％は解決されるのです。

そしてそれは、「**承認欲求**」と「**所属の欲求**」という二つだと言えます。承認欲求と所属の欲求に絞り込んで対応すると大まかな認知症状というのは出なくなります。

「例えば思考」で認知症対応コミュニケーション

何かにたとえて相手に伝えるというのを「**メタファー**」と言います。今ホームシェアリーでやっていることは、ほとんどがメタファーです。いわゆる、非言語的コミュニケーションです。

だから「ご飯を食べたかね」という言い方をしますが、それを例えば思考で考えると、「ご飯がこの先も食べられるんだろうか」ということです。

夕方になったら「家に帰らないといけない」と言って、玄関のところに行く。それは例えば思考で考えると、「**今日は泊まれるんだろうか**」というメタファーになっていく、ということです。だから、このメタファーの部分をいかに読み取るかというのが、認知症対応です。

普通は、「ご飯食べたかね」と言われたら「食べました」と、直接的に対応します。そうすると、「嘘を言え」という話になってしまいます。「家に帰らないけん」と言われて「だめです、外へ出たらだめです」という形で対応してしまう。そうすると、支配されていると感じるから、余計に認知症状が強くなっていくのです。

仮に「帰りたい」と言われたら、「○○さんに帰られたら売上が下がります。お願いします、いてください。」というように答えると、「うん」と言われます。売上（人間の価値＝生産性）つまり、自分が生産性を持っている人間だということを感じ、自己承認欲求が満たされ自尊感が上がるのです。

非言語コミュニケーションでメッセージを受け取る

非言語コミュニケーションでは、そのメタファーを理解することが大切です。私たちはどうしても、今見える具体的な言動で判断をしてしまいます。しかしそれは理由があってやっていることで、そこには裏側の自分が伝えたいメッセージがある。じゃあそれは何か、とかいうように考えることが大事です。

症状がエスカレートすることがありますが、それはいつまでたっても自分が発しているメッセージを相手が聞いてくれない、ということなのです。

子どもが親を呼ぶときに、最初は「お母さん」だったのが、振り向いてくれないと、「お母さーん！」と言うのと同じ状態です。それを声か、態度かとかいうことで表しているだけなのです。

一括《くく》りに言えば「メッセージ」です。

相手がどういうメッセージを伝えようとしているのかを理解することが、いわゆる非言語コミュニケーションであって、認知症対応に非常に重要なものなのです。

自分が描いた老後とのギャップ

現役の頃に、いい仕事、いい生活をされてきた人は、ギャップを埋めるのが大変なのです。老人ホームに入るぞ、と思って頑張って来た人はいないわけです。自分が描いた未来の老後とのギャップが、大きなコンプレックスになるのです。みんなそれぞれに自分の人生を頑張ってきています。しかし、少しできないことが出てくると「はい、認知症」というレッテルが貼られてしまいます。それまで子どもを育て、家庭を養い、頑張ってきた自負心がある。どうして老後をここで過ごさなくてはいけないのか。そこにコンプレックスというものがやはり出てきます。馬鹿にされていないだろうか、自分はこういう施設に入るために頑張ってきたのではない、そういう人間ではないのだ、ということなのです。

なぜ自尊感が下がり、認知症状が出てしまうのか。つまりそれは、「自分はこんなところにいる人間ではないのだ」というメッセージなのです。

自己愛から認知症状が生まれる

これは、「自我心理学」を専門に研究しているハインツ・コフート（Heinz Kohut

〔1913-1981〕オーストリア、精神分析的自己心理学の祖）が提唱しているものですが、ポイントは、いわゆる「自我の崩壊」です。

コフートは「自己愛」というのをとても大事にしています。自己愛というのは、「自分を認める」ということです。ある年齢に自己愛というのが育成されていきます。その時に愛されておらず、コップ半分くらいの愛情で終わっていると、そのコップは一生埋まらないのです。自分で努力して自分の考え方を変えないと、死ぬまでそれは変わりません。

幼児期は、オムツを替えてもらって、おっぱいをもらわないと死んでしまうということで、激しい自己愛憤怒を持つようになると考えられます。非常に大きな声で泣いたりする子どもがいます。これが自己愛性パーソナリティ障害ということにつながるのですが、自己愛が自我の発達の前提となるのです。自分を愛するということころから始まるのです。

こういったことも含め、「自我の崩壊」「自己の断片化」から認知的症状が出ると言えます。

自己の断片化とは、感情的に自分自身がわからなくなる状態です。魂が抜け落ちるような虚しさを感じると言われています。自分が思い描いていた結果とは程遠い結末を迎えるような状態、極度の自己否定の状態とも言えます。「自我の崩壊」を引き起こし、「自己の断片化」へ至ります。

私たちは、自分にとって惨めな将来を夢に描いている人は少ないと思います。思い描いていた人生と現実が異なった結果になったとき、それを自分の現実だと受け入れることができない人は、現実を認識しないようにします。「認知」とは自分を知ることができるということです。認知症とは、自分がわからないという症状です。現実を見ない（受け入れられない）自分と現実の間を埋める方法は認知症になることだと私は考えています。

ｗｈｙ思考

5W1Hの中に「why」があります。私たちがこういった取り組みを始めたのも、「ｗｈｙ」によるものです。

「え、何で？　こんなことを言われたなあ」「何で？　何で？」この繰り返しです。

例えば「福祉と言うけれど、何でお金の話をしようとしないんだろう。ご飯を食べても、寝るのにしてもお金が必要なのになあ」と考えたのもその一つです。改めて利用者さんにお金を戴いていることを伝えているかを職員に確認すると、やはり誰も伝えていませんでした。そこで、「◯◯さん、娘さんから毎月生活費を戴いています。これからは毎月報告します」とみなさんに伝えることにしました。そうすると、いくつかの認知症状がなくなったのです。それは常識で考えたら当たり前の話なのです。

「お金払ってないけど大丈夫？」「はい、娘さんから戴いていますから大丈夫です」「ああそうなんだ、じゃあおかわりちょうだい」となるのです。

具体的な事例を一つ一つ見るととても難しく思えるのですが、根本の部分は同じです。

このように、私たちは、Ｗｈａｔ思考ではなく、「ｗｈｙ」思考で考えます。「何でこんなことをするのか」ではなく、**「なぜこの人がそういう行動をしなくてはいけないのか」**を考えます。そうすると、そこには必ずメッセージがあります。

具体と抽象で考える必要性

例えば小説や物語を読んでいると、「黒髪できれいな女性がいて…」と描かれた表現があります。すると、実写ではないので、自分の頭の中で想像します。それが実写になると、固定されてしまいます。そうすると、自分が描いてた主人公と違う、という現象が起こります。これが、いわゆる具体と抽象ということです。「きれいな人」と抽象で考えると一括《くく》りですが、具体だけを並べると、髪の色はこうではないとか、顔立ちが違う、ということになってきます。

このように、個別で見るのではなく、個別の事象に対してその「共通点」は何かを考えることが、抽象的に考えていくということです。そしてその抽象的なものをベースに、行動したり言葉を返したりというのが、認知症対応の実質的なメカニズムと言えます。

現在介護現場では、腰に負担がかからないようボティメカニクスというのを使って移乗移動するというように、動作的な手法はありますが、認知症に対する実質的なメカニズムはありません。そこはそれぞれの勘や経験でやって下さい、というものが現状だと思います。

だから、私たちは認知症状に対応するための手法として、精神面でも抽象で示すという「例えば思考」を取り入れたのです。

認知症状に対する考え方

認知症の人は頭が良い

認知症の人は、効果がないことはしません。頭が良いのです。徘徊が一番いい例です。**徘徊する人には「今日徘徊されますか？」と尋ねてみましょう。**そうしたらしなくなります。

「おはようございます、今日は徘徊されますか」「なんで徘徊しなくてはいけないの」「それはそうですよね」それで終わりです。徘徊しても効果がないと思ったら、もうしなくなるのです。

徘徊がなぜとても多いのでしょうか。年間で約一万八千人もの人が行方不明になっています。これは、みんなが一番心配してくれるからなのです。施設の人がみんな総がかりで探してくれる。それにより、自分の存在意義、存在価値が上がるのです。それはマズローのピラミッドで言えば、**「所属と愛の欲求」**になります。

高齢者は、不安感や恐怖心を抱えています。体力も衰え、気力も衰えます。そこで自分がどう対応するか。一番いい武器が認知症状なのです。

みんなに自分を見てほしい、自分の存在を知ってほしいという時に、何らかの刺激を他人に与えるようになっているのです。

前述したように「ご飯食べたかね」と何回も聞く人は、「安全の欲求」と「生理的欲求」に脅えているのです。「ご飯」ということは、これは生存欲求の食欲のことで、「過去」を言ってはいますが「今日の昼ごはんは食べられるのか」「明日は食べられるのか」という未来のことを心配しているのです。つまりこの方は、将来に向かって食べることを気にしているのです。

利用者さんには、もしそれを直接聞いて「今日のご飯はありません」と言われたらどうしよう、という恐怖があります。お金を払っていることを知らされていないケースでは、「なぜ自分たちはタダでご飯を食べたり、タダで住んだりできるんだろう」という不安があるのです。それについては、福祉は説明しないのです。逆に、お金のことを言ってはいけないといった雰囲気があります。それは実際には非常識であり、異常な状態とも言えます。だから、「今日の夕ご飯は何がいいですか」と聞くと、にこっと笑ってそれからはもう繰り返し尋ねられることはなくなります。

タダでご飯を食べられる、タダで人の家に泊まれる、などということは、自分の頭や経験の中の常識の範囲にはありません。だから、認知症状を作らないと生活できないのです。

よってホームシェアリーでは、一ヶ月のんびり過ごせて安心して食べられるように、「今月は娘さんから何万何千何百何十円ご入金いただきました、ありがとうございました」と必ず言うようにしています。そうすると、認知症の方が「今月もよろしくね」と言われるのです。認知症とは思えない普通の対応をされます。高齢者は、そうやって自分たちを守って生きているのです。

介護保険の仕組みについて誰も説明しませんから、その仕組みを高齢者は知りません。だから、タダで何でもしてもらっていると感じてしまいます。それは、非常に気持ち悪いことだと思います。

私たちはどんなに認知症状が強い方に対しても、責任者が名刺を出して「私が責任者の〇〇です」とご挨拶します。それだけで、男性の方は認知症状が改善することもあるのです。

恐怖心を持たせない

いかに恐怖心を持たせないようにするか。その対応としては、VAKタイプ（視覚(Visual) 聴覚(Auditory) 身体感覚(kinesthetic) の中でその人が持つ優位感覚）を見分けて、人が持っている認知する距離を測りながら、どのあたりから声をかけていくかを考えるようにします。

高齢者にはなるべく遠い所から声をかけることが大事です。特に四大認知症状の人は、部屋に入る前から声をかけるようにしないと、過剰な恐怖心を起こします。武器があれば使うかもしれませんが、それがないから便を投げる、というだけの話なのです。その人の感情からしてみたら、方法としてそれしかないというだけで、それをたどっていくと、結局は「恐怖心」なのです。

だから入口の前から「入っていいですか」と声をかけてから入ります。入ったら「ちょっといいですか」と言って、先に情報をお伝えします。「こういう用事なのですが、よろしいですか」と声をかけてから用事や介護をするようにすると、それだけで一ヶ月くらいで、症状は改善していきます。

恐怖心があれば誰でもピリピリします。職員が急にいなくなる、といったことに対しても、大変不安になります。だから、必ず理由を言ってからいなくなるようにします。いかなる場合も、目の前で行動するときには必ず理由を言うことが大切です。

ヘルパーさんから「自分がおならをしたいときはどうしたらいいんですか」と質問されたことがありますが、内容はどうでもいいのです。要はそれを言うか言わないかで、その人の安心感が変わります。嘘を言っていいというわけではありませんが、「洗いものがありますから」でもなんでもいいわけです。何か声をかけて、「こうこうですから、こうしますね」と言うようにすると、恐怖心が非常に薄まります。

いかに**恐怖心を持たせない**かということと、いかに**自尊心を上げる**か、ということの二点に気をつけることが、認知症対応においては非常に大切です。

自尊感を高める

自尊感を上げる必要性

医師は「認知症」「アルツハイマー」「前頭側頭型認知症」という病名を付けます。ただ、こうした病名というのは「症状」につけるものです。では、その症状がなくなったらどうなるのでしょうか。

私たちは、「認知症」ということと、「認知症状」を分けて考えます。そして「認知症状」はなぜ出るのかを考えました。それはその施設のあり方、時代、その人が持っているゴールの違いなど、いろいろな要因があります。ただ、トータルで考えると、やはり「自尊感」なのです。

自尊感が充足されていれば、人間はある程度のことには優しくなれるし、容認できます。ですから、**徹底的に自尊感を上げていく**ということを心がけます。

自尊感を高めるために

ホームシェアリーでは季節ごとに利用者さんに責任者が名刺を渡し、挨拶をするようにしています。その名刺一つにしても、自尊感を上げていくということを常に考えて、繰り返してブラッシュアップ（よりよいものに磨きをかけること）を心がけています。ブラッシュアップをしていかないと、それが普通になってしまい、自尊感は高まらなくなります。

また、自尊心を高めるために、ヘルパーさんに「相談っぽく話をしてごらん」と言います。高齢者は相談されると大変喜びます。ヘルパーさんは利用者さんから、「教えてやらんといかんな」と思われるくらいがいいのです。

例えばあるヘルパーさんは、「私起きれなかったらどうしよう」と相談し、利用者さんから、「あんた夜勤の時寝たら起きんもんね。私が起こしてやるけん、安心して寝たらいいよ」と言われたというケースもあります。まだまだ大丈夫という自分の自己有効感や、自己有能感というのが感じられるのです。

支配をしない

家族の重みからの解放

誰にも支配されないという環境を作ることは大切です。家族というのは、特に女性にとっては縛られる要因ともなります。

家族の方が面会に来られた後は、症状があまりよくないケースも多く見られます。家族が来て喜ぶ人ばかりではありません。承認欲求という面では、他の人に「うちの娘が今度来るから」と嬉しそうに言いますが、実際に家族が来られても、あまり嬉しそうな顔をしないというケースはあります。それはなぜかというと、その方にとっては家族が重荷になっていたからだと考えられます。家族という重荷から解放されたいという欲求です。娘が嫌いということや、家族が嫌いということではなく、家族の重みというものはどうしても存在します。そこから解放されたいという願望の方が強いのではないかと思います。

特に戦争や戦後の復興を経験されてきた人たちは、もう解放してほしい、といった気持ちを持たれているのではないでしょうか。

無理に刺激を与えない

本来はいろいろな刺激があった方がいい、動かないとかえって少食になり免疫力がどんどん下がっていく、と言われますが、それは高齢者の人にはあまり当てはまらないのではないでしょうか。インフルエンザやノロウイルスといったいろいろなウイルスがありますが、ホームシェアリーではそういった病気にはほとんどかかりません。それはストレスがないからです。

例えば、レクレーションや散歩を必ずさせるといったことは、私は少し違うのではないかと考えます。そうやって今までずっと支配されていたり、自由にならなかった過去があるところから考えると、「散歩しましょう」「運動しましょう」ということは、また支配されるのではないかという思いにつながりかねないのです。

家庭での介護の問題

講習を行っている時に「多分認知症じゃないとは思うんですけど、実は母親が…」といった相談がよくあります。「多分それは認知症だと思いますよ」と言っても「いや、たまにしかそういう症状は出ないんですよ」というように、軽く言おうとされますが、相談されているということは認知症だということに気づいているということです。でもそれを認めたがらない。このようなことが、認知症が悪化していく大きな要因です。

やはり家族は支配しがちです。「動くな」「外に出るな」といったことは支配です。また、子どもさん自身は侮辱しているつもりはなくても、本人にとっては侮辱と感じられるのが、「そんなこともできなくなったのか」「昨日も言ったでしょ」と言うことです。身内が言っているかどうかということは、受ける側には関係ないのです。だから、家庭で認知症の方を介護するのは、環境的には良いとは言えません。家庭環境の中で認知症になった人にとって、その環境の中で良くなるわけがないのです。

認知症対応の現場での運用

現場への運用　ヘルパー四原則

認知症の対応の理論、考え方は理解しても、これをどう現場に運用していくかは難しいことです。ヘルパーさんにはヘルパー四原則を守ってもらう、そしてとにかく利用者さんを怒らせない、利用者さんを嫌な気分にさせない、ということだけを守ってもらいます。

認知症の利用者さんに対しては、具体ではなく抽象で話をしましょう、ということはこれまでに述べました。ただこれはヘルパーさんには求めません。私たちが考える時にそうするだけで、ヘルパーさんは、①**気を利かせない**　②**呼ばれたらすぐ行く**　③**言われたらすぐする**　④**大きい声を出さない**　という四原則を守ってもらうだけです。そして、この人にこういう症状が出たら、こう接して下さい、ということだけを指示します。

それに加え、環境、建物といったいろいろな組み合わせによるシナジー効果によって、利用者さんを精神的に落ち着いた環境にします。それでも何かあった時にはヘルパーさんがすぐ対応できる、というシステムを作っています。

単純に「認知症状が治る」というその方法論を発見したとしても、それを運用できるか、ということはまた違ってきます。方法と運用というのを一つのものとしていくことが必要です。

データを共有する

その人の承認欲求に対する考え方をデータ化して、いかにみんなで情報共有できるか、ということが大切です。そうすることによって、自分だけで判断しなくていいわけですから、対応技術の難易度が下がってきます。

単なる認知症対応という技術だけではなく、いかに簡単にしていくかというのは、データとそのデータの情報共有によります。

これを私たちは、全利用者情報ということで管理しています。一般的な健康状態といった情報はもちろんあるのですが、それとは別に、こういうことをしたら怒られたとか、この人はこういうことやこういう対応は嫌うといった、いわゆる**負の情報を記録**するようにしています。

こうしたら喜ばれた、という情報は必要ないのです。利用者さんに好かれようとするのではなく、嫌われないようにすることが重要だからです。

ヘルパーさんにストレスをかけない

ホームシェアリーのヘルパーさんが一人で利用者さんの対応ができるというのは、ただ単に利用者のみなさんが落ち着いているからというだけではなくて、ヘルパーさんに過剰な負担をかけない、責任を取らなくていい、ということにしているからです。ヘルパーさんに過剰なストレスをかけないようにします。それは何より、利用者さんを怒らせないためです。

利用者さんを気持ちよくさせるためにはヘルパーさんの対応や態度が重要になります。いかにヘルパーさんにストレスをかけず、穏やかな気持ちで介護をしてもらうか、ということが大事なのです。

認知症状と介護サービス

介護者が介護サービスをしようとしても、高齢者が言うことを聞かない、だから結局最後は殴ってしまった、というケースは多く見られます。まず認知症状が改善されなければ、介護サービスというのは満足に出来ないのです。認知症の改善という部分が無視されているのです。

介護をする以前に、高齢者が抵抗すると、ヘルパーさんもどうしていいかわからない状態で、乗り越えられないまま介護に向いてないのではないかと思ったり、虐待につながったり事件になったりしています。それが介護の現状です。認知症の改善という部分が無視されているので、現場で働く人は辛いと思います。常に手探り状態で、誰に聞いてもわからないし、現場は忙しいので、先輩に聞いても「見て覚えて」と言われます。それに、見て覚えるのは動作的なところであり、結局精神的なところはわからないまま、きつくなっていくのだと思います。

ホームシェアリーでの認知症状　エピソード

心理学の観点から、認知症状とその対応にまつわるエピソードについてご紹介します。

①徘徊　愛と所属の欲求

例えば「徘徊」というのは**愛と所属の欲求**になるのですが、**承認欲求**というものも強いのです。徘徊や脱出があると、施設では大人数で探し回ります。ご本人からすると、その時に自分がスターになれるのです。みんなが自分に振り向いてくれ、自分のことを考えてくれます。それだけ日常において、無価値観というのを感じられているということです。

だからそういう人には、「今日は徘徊されるんですか」と聞くと、「何で徘徊せないけんのか」と返事されます。それからは一切しなくなります。

②夕方帰宅症　安全の欲求

「夕方帰宅症」というのが、介護施設の定番症状にあります。入所して間もない時、夕方になると特に女性の人が「あ、帰らないいかん」と言い出します。「どうしたんですか」と聞くと、「ちょっと用事が…、ご飯を作ったりしないといけないから、帰る」「何でですか、帰らないでいてください」といったことになるのです。

これは「お金がないのに泊まっていいんだろうか」という不安感なのです。マズローのピラミッドで言うと、**安全欲求**になります。

③コミュニケーションを取らない　安全の欲求・承認の欲求

Yさんは他の施設から、全くコミュニケーションが取れない状態で入って来られました。コミュニケーションをとれないというよりも、とらないのです。傍から見たらとれないと思っているだけで、意図的に取らないのです。

高齢になると、気力体力というのがやはりどうしても落ちてきます。そこで変にいろいろ話しかけたり、交流を持とうとしたりすると、自分が劣っていることを見抜かれたくないとコミュニケーションを取らなくなるケースがあります。そこには、安全の欲求、承認の欲求というものが見えます。

このような場合は、必ず安全の欲求から入るようにします。VAKタイプ（視覚・聴覚・体感型）は何かを判定し、どのあたりで声をかけていくかを考えて対応します。そして、用事がないのにヘルパーの方からコミュニケーションをとろうという発想はしません。話しかけたら話し返さないといけません。これはやはり圧力になります。

コミュニケーションというのはただの道具であって、目的ではありません。だから「コミュニケーションがとれない」というと非常に大変なようではありますが、先方からすれば単純に何も伝えたくない、だからコミュニケーションをとらないというだけなのです。

これに対しては、信頼してもらうようにすることが大切です。信頼というのは、信じてもらうということではなく、この人たちは危なくないのだと知ってもらう、認識してもらうというだけです。

だからマズローの5段階で言うと、**安全の欲求**です。ここが安全なのだと理解できるようになってからは、だんだんコミュニケーションをとれるようになりました。

④口をきかない　承認欲求

一切笑わない、口を聞かないという方がいました。この方は歯がありませんでした。食事は胃ろうだったので、家族の方が「噛まないいんだから、もう入歯はいらないのでいいです」と言われ、入歯を入れていませんでした。

ある日、往診してくれる歯医者さんに「保険でできますから、入歯を作ったらどうですか」と勧められ、作ってもらうことになりました。そして、入歯を入れるようになると、この方は笑い出したのです。

歯というのは機能だけではないのです。噛まないからいらないということではなく、言葉をスムーズに発することや、見た目にも影響します。自分が変に見られたくない、といった意味で、**承認欲求**に歯というのは大変影響するのだと感じました。

それからはコミュニケーションもとれるようになって、物を言ったり笑ったりされるようになりました。当然笑えば元気にもなります。それによって、直接的には関係ない症状も良くなってきました。

⑤家に連絡したがる　安全の欲求

この方は、いつも「家に連絡してくれ、娘に連絡してくれ」と言われます。対応としては「いつもありがとうございます。毎月娘さまからお金をいただいています。今後もよろしくお願いします」と毎月の入金についてきちんとお伝えします。そうすると、それからは何も言われなくなりした。

いつも娘さんに「連絡してくれ」と言うのは、メタファーで言うと、「お金を払ってくれているか」を確認したいということなのです。だから**安全の欲求**ということになります。そこをきちんと満たしたい、確認したいということなのです。

「入金戴きました、今後もよろしくお願いします」と明確に伝えることが必要です。そうすると「じゃあ今月もよろしくね」と言って落ち着かれるのです。

⑥ｉＰａｄを使う　目的があればできる

この方は、ホームシェアリーに入ってからｉＰａｄを使うようになられました。何のために使うかというと、美空ひばりの歌を聴きたい、ということなのです。

美空ひばりが聴きたいと言われるので、ヘルパーさんがそれをＹｏｕ　Ｔｕｂｅでかけてあげました。そうすると、「どうしたらこれ美空ひばりが出るんかねえ」と言われるので、やり方をお教えしました。すると、自分でできるようになられたのです。ご本人には、ｉＰａｄを使っている、デジタルを使っているという意識はありません。ただ「美空ひばりを聴きたい」から、それができるようになったのです。人間というものは、目的があればできるのです。iPadかどうかは関係ありません。「認知症の人がiPadを使う」と聞くと、みんな「本当だろうか」と思います。しかし、iPadというのは手段で、目的は「美空ひばりの歌を聴く」というだけの話です。

これをやはり、普通の人はバイアスをかけて見ているということなのです。普通の人の思い込みであると言えます。認知症の人がiPadを使えるわけがない、と考えるわけです。けれどもご本人からすると、ただ美空ひばりが聴きたい、それだけなのです。このように、認知症の方の理解に関しては、現実とは大きな乖離《かいり》があると言えます。

⑦奥さんの面倒をみることで心穏やかに

男性はガンで終末期にある方で、奥様は目が見えない方でした。男性は入院されていたのですが、凶暴だから病院から出て下さい、と言われたのです。奥様がもともとホームシェアリーに入る予定だったので、そのタイミングでご一緒に夫婦で入られました。

　すると、男性はそれから全然狂暴ではなくなり、逆に目の見えない奥様の面倒をみることで、大変心穏やかになられました。男性はガンで終末期でしたので、それから3ヶ月位で亡くなられたのですが、娘さんも「お父さんがこういうことする人とは思わなかった」と驚くくらい、最後は御夫婦一緒にとても安らかに過ごされたという例もあります。

　つまり、狂暴だったのはストレスで抵抗していただけなのです。誰でも抑えつけられれば当然抵抗します。だから、**凶暴、困難事例ということは、抵抗している、訴えている、**ということなのです。だから、そういう方でも、いつでもホームシェアリーに来てくださいと言います。そうした訴えが出ない対応をとることができるからです。

⑧恐怖心をなくすと車椅子はいらない

自分はここにいてもいい、安全だということがわからないと、いつも脅えたり悪いふりをしたりするということがあります。

この方は、悪いふりをしており、車椅子に固執していたというものでした。そしてホームシェアリーに入り、他の入居者が普通に過ごしているのを見ると安全が確認でき、「自分も普通がいいな」と思うようになられたようで、車椅子を「もうこれいらんよ」と言って返されました。

病院からは「車椅子がないと、ご本人の機嫌が悪くなるんです。本当は歩けるんですけど、なぜか離したがらないんです」と言われたので「じゃあそのまま車椅子もうちで使っていただけるようにしますね」と言って、車椅子の準備をしていました。ですが、すぐに「いらんよ」と言われました。

他にも同じように、ホームシェアリーに来てすぐにスタスタ歩くようになり、「リハビリ頑張らんといけん」と言われるようになったケースもありました。本当に車椅子がいらなくなるのです。

病院ではあまり構われなかったのでしょう。だから車椅子を持っていないと、自分は構われない、自由にできないといった恐怖心を持ってしまうのです。車椅子があると自分で行ける、危険な時には逃げられるということを考えておられるのです。身体的には歩けるので、備えで車椅子を必要とされていたのです。それもやはり**恐怖心が原因**だと言えます。

入院すると認知症状が悪化するケースは目立ちます。医療では、要は「治ればいい」のであり、認知症状に対する配慮は大きくはありません。今からする治療や目的について、そんなに詳しく説明することもしません。病気については説明責任がありますが、例えば看護師さんが何かするといった時に「はい、注射しますよ」くらいで、何のためにこの注射をするのか、とかいったことはあまり言いません。

認知症患者は恐怖心が強いので、説明がないとこの注射をしたら殺されるのではないか、と思ったりもするのです。だから抵抗しようとする、抵抗するからまた激しくやる、というように、悪い方悪い方に行ってしまうのです。

だからと言って医療をしないわけにもいきませんし、介護のようにあまり丁寧にする暇はありません。体位変換もなかなか思うようにはできません。だから、褥瘡《じょくそう》ができて帰ってくるケースも多いです。

残念なことではありますが、仕方がないところもあります。通常、医療と介護は一緒というように考えてしまいがちですが、私たちは医療は医療、介護は介護という分け方ははっきりしています。その目的が異なるので、入院して認知症が悪くなるのはしようがない、ただ介護の方で取り戻します、といった考え方です。

⑨コミュニケーションが取れない　安全欲求

この方は、入られた時にほとんどと言っていいほどコミュニケーションがとれない方でした。意思表現や自己開示をせず、意思も目的もない、という状態でした。

その方に、「バウムテスト」というものを行いました。

このバウムテストというのは、ドイツの博士が開発したテストです。どんな木でもいいし、場所もどこでもいいし、縦横もどちらでもいいので、Ａ４用紙一枚に木を書いてもらいます。その方は最初は、端の方にとても小さい木を描かれました。そして、ここから経過を見ていきました。

例えば一番正常で言えば、地面があって、根があって、幹が太くて枝が大きくて葉っぱがたくさんある。さらに、鳥が飛んでいたり、花が咲いてたりすると、ほぼ１００％正常です。そこが目指すところですが、高齢であるからそこまではなかないきません。けれども、３ヶ月でだいたい中心に木を描くようになり、そして枝も出てきて、木らしさがだんだんと出てきました。

この方は、食事もされていましたので、生理的欲求の上の安全の欲求から埋めていこうということで対応しました。木を小さく描くということはやはり恐怖心があるということですから、近づき方や声のかけ方といったことを慎重に行なうことで、安全の欲求を満たしていきました。そして次は所属の欲求、最後は承認欲求を満たすように対応していきました。その頃になると、もう木を大きく描けるようになりました。それはどういう状態かというと、コミュニケーションをとれるようになり、尿意も伝えられるようになり、ほぼ普通と言える状態になったということです。

空間認識はまだ欠けており、自分のお部屋に戻ることができなかったり、トイレの場所を忘れたりということはありましたが、「こちらですよ」と誘導したり、トイレの介助をしたりすることで、そういうことも徐々に覚えていかれるようになりました。安全の欲求が満たされたからです。

例えば失禁したりすると、「トイレがわからない、だから失禁したんだ」というように、わからないふりをしたりすることがあります。そういうことをずっと繰り返していると、本当に忘れてしまうことがあるのです。それを取り戻すまでに、「こちらですよ」と付き添ってあげると、だんだん思い出していかれます。

これは徘徊も同じです。久しぶりに外に出るとわからなくなるのです。それであちこちウロウロするので、本当に行方不明になってしまう、というケースが多いのです。

⑩便をしなくなったおばあちゃん

これは、ある特別養護老人ホームの施設長から聞いた話になります。

おばあちゃんが一ヶ月近く排便をしないのですが、その理由をご本人に聞いても教えてくれない。四日目くらいに、やっとそのおばあちゃんも話し出しました。その町では女性の方も自分のことを「オレ」と言うのですが、「オレは汚い」と言い出したのです。「お風呂にも入っているし、全然汚いことはないじゃないですか」と言っても、「違う、オレは汚い」と言い続けるのです。

それで、介護の担当者にも話を聞きました。その方は大変丁寧で気が利く方でしたし、ご本人も「私は天地神明に誓ってそういう相手が傷つくようなことはやったことはありません、汚いなんてましてや言うことはありません」と言われました。

ただ一つ、もしかしたら、と気がつかれたことがありました。田舎なので、ハエがよく飛んでいるのですが、オムツを替えようとしていた時に、ハエがきたのを横を向いて手でポンと払った、その瞬間をおばあちゃんがパッと見たらしいのです。

つまり、自分の便が汚いからこの人は横を向いて替えていると思い、それならば自分が便をしなければいいと考え、便をしなくなったのです。それで、もうこれ以上便をしないと入院しないといけない、という事態にまでなりました。

これがもし自尊感が高かったならば、そうはならなかったと思います。自尊感が高かったら「どうした？」とご本人からヘルパーさんに声をかけられるのです。しかし自尊感が低いと、ちょっとよけただけなのに、顔をそむけたと思ってしまいます。

施設に入っているというコンプレックスや自尊感の低さというところから、そのようにどんどん悪い方に影響していったケースです。

第二章のまとめ

認知症ってホントかなと感じ始めたことから心理学の勉強を始めました。

とても苦労したのは、**人の行動をパターン化する**ことです。

その**パターンからその人のメッセージを読み取る**こと、**そのメッセージに対する対応を行う**ことです。


この章でも難しい言葉が出てきます。

メタファー、非言語コミュニケーション、具体と抽象などです。

これらのことも一つ一つ丁寧に説明をすることは困難です。

でも、ネットで検索すればすぐにヒットするくらい有名なものばかりですので、もっと深く理解されたいと思う方はぜひやってみてください。

「例えば思考」というのは**「アナロジー思考」**を上手に使うためのものです。

「あの話をこれに例えると…」また、違う表現をすると、大喜利などで使われる「謎解き」です。何々とかけて何々と解く、その心は何々というものです。

事例の中にもありますが、

「国からお金を取られる」↓**「高い税金を取られた」**↓**「私は裕福だった」**

文脈を見たときに「あ〜、そうだよねー」と感じることがコツと言えるでしょう。

第三章　認知症は風邪のようなもの

症状が出なければいい

「認知症状」が出ないように

認知症は、遅らせるというのが精一杯で、「治る」ということはありません。私たちも、治そうと思ってやってきたわけではありません。どうすれば認知症の状態が軽くなるのか、認知症状が通常出なくなるのか、ということを目的にやってきました。私たちは研究者でもなければ、心理学者でも、医者でもありません。介護に関わるものとして、症状が出なければ仕事がしやすくなります。何よりも利用者の方に対して優しく仕事ができると考えています。

「認知症」と「認知症状」

認知症の薬がエーザイから出て、ＦＤＡで承認されました。それはじゃあ何に対してどれだけ効果があるのでしょうか。

病気は「プラシーボ効果」と言いますが、どんなに高い薬を飲んでも本人が治りたくないと思えば十分な効果は得られません。「認知症状」は、高齢者が自分を守るために発しているメッセージとも言えます。

前述したように、私たちは、認知症を治すというのが目的ではありません。認知症状が出ないようにしたいのです。医療は「認知症」を対象にしますが、介護の場合「認知症状」というのが対象です。だから、そこが医療と介護の考え方の一番違うところだと言えます。

認知症は風邪の如し

マズローのピラミッドの5段階の欲求にあてはめながら、こういう状態が出たらこうしましょう、そうするとこうなります、とそれだけです。その通りにやれば、いわゆる認知症の横綱と言えるような方でも症状が軽減します。

それによって認知症状が改善し、実際に家族が喜んでくれたこと、寝たきりの方が歩けるようになって普通に生活ができたことなど、いろいろな例が山ほどあります。

従来風邪に例えて「認知症は風邪の如し」。症状が出なければいい、治らなくてもいいのです。

今度のコロナでもそうです。Ｗｉｔｈコロナなのか、ゼロコロナなのか。どのみち、人間はウイルスと共生しているのですから、Ｗｉｔｈでいいじゃないか、ということと同じ考え方です。認知症とＷｉｔｈでいきましょう。人生百年だから「認知症」になるのは仕方がない。「認知症状」が出ないような環境を作ればいいのです。

認知症状がどういう状態になると出るのか、どういう状態ならば出ないのかを徹底的に検証しました。当然心理学を用いて、その根拠《エビデンス》をきちんとたてられるように研究をしています。

「こういうふうにやってみたらどうですかね」といった指示の仕方は、私は意味がないと思います。こういう現象にはこの根拠《エビデンス》をもとにして、こういう方法をとりましょう、そうするとこうなります、ということを全部証明できます。これを理解出来れば、日本全国誰でも認知症対応ができるのです。

内面は変わらない

私たちは「症状が出なければいい」という考え方でやっており、実際に成功しています。そうすると、表面的には症状がない人たちを見ることになります。しかし、治ったわけではないので、内面が変わっているのではありません。恐怖心が強い、自尊感が低い、ということが変わっているのではないのです。

自尊感を上げ、認知症状を出さないようにしているわけですが、何かをきっかけに急に下がることもあります。ですから、常に裏側があるということを理解しておかないと、少しでも裏側が出た時にヘルパーさんも慌ててしまいます。だからヘルパーさんには「症状は出ていませんが、（認知症が）悪いから入っているんですよ」ということは、きちんと伝えなくてはいけません。ギャップというものがやはり存在するのです。

だから、目に見えているのはいい状態、だけどそれはよくなっているわけではない、という認識を持つことが必要です。そういう面では気が抜けないのです。

ストレスが発生しないように

認知症状が出ないようにするためには、マンパワーだけでなく**環境も考える**必要があります。認知症の対応技術、施設の環境、ヘルパーの統一された行動、そういったものを合わせて、シナジー化していきます。そういう組み合わせによって、利用者さんに**とにかくストレスがかからないように**やっています。

人間は腹を立てた時はストレスが発生します。そうなると自尊感が下がります。

そこから、不安や恐怖というものに繋がっていくのです。簡単に言えば、とにかくストレスがかからないようにしよう、腹が立たないようにしようということを目的に日々やっています。

それを実際に示すときの指標や定規として、マズローの5段階の欲求のピラミッドを使います。

こういうメッセージが出ているときは、いわゆる承認欲求です。だから、相手が何かを言っていても、まず誉めましょう、すみませんといって謝りましょう、とその方程式の解き方を教えてきました。

つまり、認知症対応の考え方ではなくて認知症対応の具体的なノウハウを考えるということです。

それはもう、いろいろな人に、いろいろなことをやりながら確立してきたものです。実際首を絞められたこともありました。暴言暴力はあるし、引っかかれることもありました。もうみんな命懸けでやってきました。通用しなかったことも相当あります。「気になりますよね」と言うにしても、自信を持って言わないと、「何言ってるかようわからん！」と利用者さんは余計怒ります。普通に「やっぱり、気になりますよねー」と言うと「そうなんよ」となるのです。こっちがどぎまぎしていることが伝わると、相手は余計に恐怖心が出るのです。

「気になりますよね」というのは共感です。相手が共感してくれている、という思いを持てることです。それだけわかって欲しかった、ということなのです。

自立と自律について

介護で大事なのは「自律」

認知症の介護において最も大事にしているのは、「自立」と「自律」です。一般の介護で言われるのは、自立の方です。もともと私たちが、一番最初に習い始めた頃の介護の教科書というのは自立を大事にしていました。

自立というのは、健康的な、身体的な自立という意味です。自分で歩けるとか、自分で立てるというように、「動作」に対し自分でできるということを自立と言います。

一方、自律というのは、自分で決められるという「考え方」で、自分の意思です。だから私はこの自律、つまり利用者さん自身の意思を一番に考えます。選択することや、自由を削がないということをとにかく大事にしています。

自尊感を高くが介護の全て

この自律というのは実は、自尊感や自尊心に繋がってきます。この自律の容量が大きければ大きい程、自尊感というのも上がって来るのです。自尊感が上がれば人間は心のゆとりができます。心のゆとりというのは自尊感によって保たれるのです。自尊感が低ければひねくれて、ちょっとしたことでも「俺を悪く言ったか」といった反応になってしまうのです。

施設に入ってくる方で「一所懸命頑張って老人ホームに入ろう」と思って入られた方はいないのです。自分が目指してきた人生と現実のギャップをどう埋めるか、ということの葛藤から認知症になるのです。そのギャップを埋められる人は、あまり認知症にはなりません。

本人に自覚はありませんが、そのギャップを埋められない人、つまり現実にこだわったり、適応能力が薄かったりする人が、認知症という症状で均衡をとろうとするのです。

常に自尊心を高くしよう、これでもか、というくらい高くしようというのが介護の全てです。

機嫌がいいと認知症状は出ない

「人間は自尊感が高い時には認知症状を出さない」というのが全般的な一つの共通項です。

どうして機嫌がいい時と認知症が出る時があるのかを考えると、**褒められたり充足感があったりした時に機嫌がいい**ということがわかりました。だから、自尊感ということをテーマにして考えてきました。人間は自尊感が高い時には、挨拶ができたり謝ったり相手を許せたりすると言われます。要は騒がずにいてくれて、施設を出て行ったりせず、普通な症状であって欲しいという中で、じゃあそれはどういう状態の時にそうなるのかを考えると、やはり自尊感が高い時なのです。

自尊感が高い時は笑顔ですが、自尊感が低くなるとかなり頻繁に認知症状が繰り返し出たりします。その人その人で違いますが、叩いたり暴れたり、暴言が出たり、トイレに数分おきに行ったりといったことです。

寝たきりが治ったおじいちゃん

あるエピソードをご紹介します。

寝たきりのおじいちゃんがいて、オムツをされていました。それを何とか治そうと、担当のヘルパーさんは一生懸命頑張っていました。

当時、増築工事をしていた関係で、男女が一時的に一緒になることになり、その男性の斜め前の部屋に、あるおばあちゃんが引っ越してこられました。そうすると、おじいちゃんはこのおばあちゃんに一目ぼれをしたのです。するとそこから、一週間でオムツがとれたのです。

担当者が話を聞いたら、「あのおなごが見てるのに品が悪いやないか」ということだったのです。そしてさらに、一ヶ月経つと歩き出したのです。担当の人も、「嬉しいような、悲しいようなです」と言っておられました。

ヘルパーさんがオムツが外れるようにと努力し、いろいろな働きかけをしても治らなかったのに、おばあちゃんに惚れたというその気持ちだけで治ってしまったのです。

人間にとって、自尊感、自律がいかに大事なことなのかということがわかります。人はやはり自由であるべきだし、自分で自分のことを決められるのです。

本人がやりたいように

この方も男性です。バイクが好きで、日頃デニムのジーパンを履かれていました。ご本人はそれを履きたいから履いてるのですが、やはりご高齢になってくると、デニムは固く、ベルトもされるので、トイレに間に合わないといったトイレの失敗も増えるようになりました。しかし、ホームシェアリーではその方の自尊感を尊重したいので、デニムをずっと履いてもらえるようにします。

ではいかにして、トイレを失敗した時に、ご本人が傷付かないようにするか、ということを考えます。

普通の施設であれば、ズボンをすぐに下ろして自分でできるように、スエットに履き替えてもらうと思います。ただ、ご本人がデニムを履くことで自尊感を保たれているところもあります。やはりご本人が主役なので、そこをどうすれば長い間履き続けていられるかというところを考えるのが、他の施設とは違うところです。当然間に合わなかったときに、洗濯などを余分にしなくてはならない手間はかかります。大型施設では、そのように一人一人にスポットを当てて対応をすることは難しいと思いますが、ホームシェアリーはそれができるのが、他とは違うところだと思います。

多分その方はジーパンを履けないのならば、もう死んでもいいという感覚でしょう。自伝的記憶という、自分が一番良かった時の記憶があります。それが、バイクが好きで、ライダー的なスタイルをしていたという時なのです。それが、もうスエットではないと生活できないとなると、生きる意欲が失われてしまいます。

だから私が思うのは、そこはなかなか表現は難しいですが、その人が生きるか死ぬかは、その人自身が決められることだと思っています。直接的な自殺とかそういうことではありません。生きる意味とか意義とか、その人のプライドも価値観も全部捨てさせて、それでも生きるということがいいのでしょうか。ピンピンしていてコロッと死ぬ、ということではないけれど、その人にとって幸せに生きることが、一番大事なことなのではないかと思います。

語弊《ごへい》があるかもしれませんが、自分がしたくないことをして生きるのではなく、**その人が自分らしく生きられる**よう、私たちはそれを助ける土台になれればいい、と考えています。

自尊感を高めるために

名刺であいさつ

責任者に対しては、利用者さんに春夏秋冬、名刺を渡して挨拶をしなさいと指示しています。

「○○さん、もう春になりましたね。この季節もよろしくお願いします」と言って名刺を渡すと、自尊感が上がります。たとえ目の前で引き破られても、ずっとそれをやっていると、だんだんとその人も普通になるのです。そういう方は、名刺をもらう時点では**危機感の方が強い**のです。だから、きちんとしてくれる、大事にしてくれるということが伝わっていくと、危機感が後退し、自尊感が前に出てくるのです。そのようにして、いかにして自尊感を上げるかを考えています。

私は名刺をよく使います。季節ごとに名刺の色を変えて挨拶をします。これは大変気持ちがいいものです。そしてその人も、どんどん普通に戻っていくのです。今症状が治まっているから何もしない、ということではなくて、常にブラッシュアップ（磨きをかける）していく、ということを考えています。

時代も変わっていきますし、価値観も変わっていきますから、止まっていると気がついた時には大変なことになりがちなのです。強制的なイベントといったことは一切やりませんが、人間の尊厳というのを大事にするというこうした取り組みが、認知症対応の一番基本的な部分だと思っています。

シーツをクリーニングに

ちょっとしたことですが、自尊感を高めるための行為の一つとして、シーツをクリーニングに出します。週に数度ではありますが、シワのないシーツに寝ることでも贅沢感を味わっていただけるのではないかと思います。中にはクリーニングに出したシーツは、硬いので好きではないと言われる方にも業者の方が対応してくれますのでとても喜ばれます。

　排泄介助もホットウォーマーで温めたおしぼりを使います。それも、清拭《せいしき》用、顔用、陰部用、というように分けています。気持ち良くするための環境の一つとしてやっていることなので、別途に利用者さんからお金はいただきません。

　ホームシェアリーのコンセプトは、入居して亡くなるまでは出なくていいということと、料金は一切値上がらないということです。それは最初に家族にお伝えしていますので、みなさん安心して入居しておられます。

　ちなみに、ホームシェアリーは誰でも基礎年金くらいで生活できるよう、金額を設定しています。最初の頃はなかなか家を貸してくれるところもありませんでしたが、最近では結構豪邸を借りられるようになりました。だから家賃も、一軒目、二軒目に借りたところは二万五千円くらいですが、どうしても今は三万五千円くらいかかります。それでも安いと思います。ビックリするくらい豪邸です。見学した家族の人が、自分が入りたい、というくらいです。

ちょっとしたことで自尊感は下がる

例えば気圧変化や、何だかうっとうしいといったことでも、自尊感は下がりやすいのです。そうすると、治まっていた認知症状がまた出ることがあります。だから、症状が治まっているからといって、要介護度を下げられると困るのです。認知症状が出ないように努力しているのであって、認知症を「治した」わけではないのです。

その時によって症状の出方は変わりますが、同じ対応をすれば満足されるので、難しいことではありません。ただ、要介護度というのは、「手間」がかかる分数で決まります。治るからいいじゃないか、ということではなく、そのために話をしたり対応をしたりして関わらなくてはいけません。

家族が面会に来られたあとは状態がよくないといったケースも多いし、その人によっては天候で左右されるということもあります。他にも、その時の担当のヘルパーさんとの相性であったり、何かちょっとした出来事があったということでも自尊感は下がることがあります。

経費や手間との戦いはとても苦労をします。まさに創意工夫と自助努力でいかなければなりません。先にも書きましたが、誰でも基礎年金程度で快適な老後を暮らせる事が「ホームシェアリー」という研究の目的です。菅総理が言われた「自助、共助、公助」を成功させたいと思っています。お金の心配をさせないことも自尊感を保って頂ける工夫の一つであろうと思います。

日常から外れた対応

自己紹介をしたり挨拶をしたり、帰る時には「今日はお世話になりました、ありがとうございました」と言ったり、施設にもよりますが、そういう社会人としての基本的な部分が忘れがちになっているところもあります。新しいヘルパーさんが入った時に「新しく入った何々と申します」と自己紹介もなかったと利用者さんの家族の方からも聞いたこともあります。

テレビなどでも放送の中で利用者さんに敬語を使わなかったり、親しみのボディタッチなどと言ってむやみに体を触ったりするシーンを見ることがあります。

相手がそれを望んでいるのかどうかは考えないのです。了解も得ずに相手のパーソナルエリアに侵入したりするのでは怒って当たり前です。いろいろと話をしながらだんだん親交を深めていくというのであればわかりますが、施設に入ったら肩を抱いてもいいだろう、といった発想が私にはよくわかりません。マスメディアでもそうした対応の仕方を良いものとして報道し、それをみんなが真似するという風潮が強いように感じます。

他にも、福祉はお金の話をしない、ということがあります。「知らないところでタダでご飯が食べられる」「タダで全面的に面倒を見てもらえる」ということは、常識的にはありえません。それがきちんと伝えられないままだと、当然恐怖心は強くなります。

「今月は○○円で、娘さんからお金を戴いています、ありがとうございます」ということを、情報としてきちんとお話することが大切です。入金の時期になるとソワソワされる方もいらっしゃいますので、入金していただいた時には必ず報告します。そうした対応は当然のことで、取り立てて言うようなことではないはずですが、それが福祉の世界では常識ではないのです。社会の常識が、介護では非常識になっているのです。

他にも、例えば他の施設では起床時間がないということはあり得ません。まだ眠たくても無理矢理起こしてリビングに車椅子で誘導し、「ご飯食べますね」と言って食べさせます。食べられるか食べられないかは聞きません。

どんなにきつくても車いすに乗せて、「ご飯ですよ」「トイレ行きますよ」と行動を決めます。ひどい時にはリビングでみんながいる前で、「オムツ替えしますね」と伝えるのです。まさかその場で替えないにしても、みんなの前で「後でオムツ替えますね」と平気で言うことは多いです。「替えますね」ということは、「あなたはオムツをしていますということを、みんなに伝えることになります。そのような無神経な発言は、大変嫌がられます。

高齢者はあまり体も動かず、体力的にも外にそんなに出られるわけでもありません。そこに、どんな生き甲斐や楽しみがあるかということです。ホームシェアリーでは、支配されない楽しみ、自由であることの楽しみを与えられるのです。

今介護を受けている人たちは、戦前や戦中の生まれの方が多くおられます。戦争や復興といったつらいことを乗り越えながら、一生懸命生きてこられた人たちなのです。

だから、もう頑張らなくてもいいじゃないですか、という考えでやってきました。

私たちが何かを良くしてあげようということではなく、もう楽《らく》をしましょう、楽して下さい、という考え方です。

だから、私は自律ということだけを考え、一切支配はしません。

第三章のまとめ

認知症に対する見方や考え方を書いています。ちょっとひどい表現をしているところもあります。介護現場で働かれている介護職の方は察していただけると思いますが、実際はもっと本当の現実を描きたかったのですが、文章力が低くて上手に表現できませんでした。ご不快に思われた方にはお詫び申しあげます。

介護とか、福祉とかのバイアスをかけずに認知症の方を見ましょう。必ずそこから「オヤッ」と感じるものが出てくると思います。

ほとんどの産業は「生産が対価」という価値観を持っています。ホームシェアリーの価値観は「**雰囲気が対価**」であるということを書きました。

笑い話みたいですが、消防や警察は暇な方がいいですよね。

介護も同じだと思います。これこそが**アナロジー思考**です。

介護にとって「介護サービス」はあって当たり前です。暴言、暴力、ろう便、食便の症状を持っておられる方に対する対応は大変ですね。

その方の症状が治られて笑顔になってる。

「ちょっと、会話は噛み合わないけど」と言えるようになると楽になりますよね。

第四章　最善な認知症状対応を行う環境とは？

認知症対応の前提として

環境と過去を考える

発達心理学の中でおもしろいことを聞いたのですが、日本人と欧米人というのは子どもの時の叱り方が逆だそうです。昔は怒る時、日本では「出て行きなさい」と外に出されていました。家の方が安全だというのは、それを覚えているからだというう理由があるらしいのです。逆に欧米人は悪いことをしたら閉じ込められるので、家にいるのはあまりよくないという意識があるらしいのです。

だから日本の高齢者は、外に出されるのはいいことではない、という無意識の価値観というものがあるので、散歩もあまり進んで行きたがらない、あまり外には出たがらない傾向があるようです。

そのように、過去の環境や経験があるということを考えず、今の環境だけを考えて対応するということは間違っていると言えます。

例えば、花見や散歩をさせるということがあります。高齢者にとって、毎年花見をするという習慣をお持ちの方は多くはありません。私も子どもの時は花見をしたことはありません。桜が咲いていればきれいだなと思うくらいで、花見をするというのはここ何十年かです。だから、花見には行きたくないと言われる高齢者の方もいらっしゃいます。四月というと外はまだ寒いので、「寒い、何で行かないといけないの」と言われます。

また、散歩や歩くということに対しても、高齢者の概念は今の人たちとは違います。現代のように交通公共機関が整っているわけでもなく、車があるわけでもない、「歩く」ということだけが移動手段だった時代に生活してきた人たちにとって、歩かないでいいというのは天国のようなものなのです。

「散歩行きます？」と聞くと、「なんで行かないけんのかい」と言われます。

そういった過去から考えたら、「散歩しましょう」「運動しましょう」と支配するのではなく、**誰にも支配されない、自由にできるという環境**を作った方がいいのではないでしょうか。

作られた高齢者の姿？

高齢者の姿は健常者が作っていると言えます。

「高齢者とはこういうものだ」というように、作り上げられた神聖な高齢者像があります。例えば、朝は散歩に行って、運動をして、体に優しいヘルシーなご飯を食べて…。

しかし、こういった高齢者はほとんどいません。これは机上で作った高齢者像なのです。

先程も述べたとおり、「散歩に行かれませんか」というと、「何で私が行かないけんの」と言われます。歩くのは肉体労働なのです。一番好きなのは、ハンバーグとカレーです。あっさりしたものが好きだという人は少ないように思います。だから通院の帰りにレストランに行って何が食べたいですかと聞くと、だいたいハンバーグかカレーかどちらかを選ばれます。

高齢者は味が薄い方がいい、こうしたほうがいい、などといったことをホームシェアリーでは一切決めつけません。本人が食べたいものを食べればいいのです。ハンバーグ、カレーをペロッと食べられます。栄養、糖分、塩分がどうとか言いますが、そうした制限の中、一日何もすることがない高齢者が、楽しく夢を持って生きられますか？　戦後の復興からこれまで頑張ってやってきたのですから、もういいのではないでしょうか。そういう時期が人生にあってもいいのではないでしょうか。

価値観を押し付けない

一般的に、日本の介護施設は個室がいい、という考え方が浸透しています。しかし個室になると、白いコンクリートの壁の中に、小さい介護ベッドと小さい冷蔵庫と小さいテレビ、これだけなのです。これでは寂しくて寝られないのではないでしょうか。

ホームシェアリーでは、よほど個室がいいと思われる方は個室ですが、ほとんど複床、二人部屋にします。いびきや寝息を聞くことが、安心感につながるのです。

一人部屋で過ごしたいという人が、八十代九十代で何パーセントいるのでしょうか。昔の日本の家屋は全部田の字造りで、壁があっても襖《ふすま》くらいなものです。それを年をとって、急にコンクリートの一人部屋に入れられたら耐えられないのです。

一人部屋が悪いという話ではありません。ただ、今介護を受けようという高齢者に対して、コンクリート一人部屋が良いという価値観、概念をなぜ他人が押しつけようとするのかということです。

他にも、レクレーションというものがあります。誕生日会、クリスマス会で国旗を飾ってみたり、テープを飾ってみたりします。そんなことを高齢者はこれまでにしたことはありません。昔の戦争を体験してる人が万国旗を見ると、逆に何か戦争でも起きるのではないか、と考えるかもしれません。ただそういうことも、特養や有料老人ホームになると、しなくてはいけないということになるのです。

レクレーションや体操の時間は必ずあります。そこで、やりたくない人、しない人もいますが、そういう方はヘルパーさんが無理やり手を動かそうとしたりします。そういうことも目に見えない虐待と言えますし、事実そういうことは多いのです。

他に行くところがない

以前、テレビ番組の制作をやっていた時の話です。ある介護施設で体操やレクレーションがあり、それが終わった後、おじいちゃんに「楽しいですか」と聞きました。そうすると、「なんがや」と言われるので、「さっき、楽しそうにやってたじゃないですか」と言うと、「そりゃ、おれは他に行くところがないんじゃ。楽しそうにやらなきゃ」と言われたのです。

本当は苦痛なのです。しかし、それをしなかったら施設を出されるかもしれない、出されたら行く所がないからしなくてはいけない、そんな気持ちでみなさんやられているのだと思うと、大変心が痛みました。

レクレーションは残存機能を残すために必要だと介護では言われます。しかし、本人からすると余計なことだと思うのです。「俺はこれでいいのだ」と言われるのであればそれでいいのですし、その人が頑張りたいのであれば頑張ればいいのです。頑張りたくない人まで、残存機能が…と言って無理に世話をやくことではないのです。

私たちでもそうですし、それよりも上の年代の人たちは、必ずある一定の年齢になるとあそこが悪い、ここが悪いと病気自慢をします。競争の時代を生き抜いてきているわけですから、どこも悪くないというのはあり得ないことなのです。「腰が痛くてなあ」「膝が悪い」などとみんな病気自慢をするのです。だから、リハビリをして健康になりたい、といった概念はないのです。

どんな名医であっても、治りたくない患者は治せないと言います。それが医療にしても介護にしても同じだと思うのです。本人がこうしたい、ああなりたいという思いがない限りはリハビリの効果も期待できませんし、ご本人の意思を無視してさせても苦痛以外の何ものでもないということです。リハビリはせずに寝ていたい、と言われるのならば、寝かせてあげればいいのです。

ご本人は、きついからそんなことはもうしなくていい、寝ていた方がいいと言わても、家族はリハビリをして欲しいということはよくあります。このように、家族と本人のすれ違いが多いというのが、認知症が出やすいという現状につながるのではないかと思います。

女性にとってホームシェアリーの中は本当に天国だと思います。洗濯も掃除も料理もしなくていいのです。子どもの弁当を作り、買物に行き、洗濯物を干したり入れたりすることで一日潰れていたのが、今ではもう上げ膳据え膳です。そのように、十分やってこられたという気持ちを常に土台に持っています。誰々さんの奥さん、お母さん、と呼ばれるのももういいだろうし、一人の人間に戻って、自由に過ごされたらいいのです。

実際、家族が来ても喜ばないケースは多いのです。

例えば要介護が4の人で認知症も入っている方が、息子さんが面会に来られた時に「お宅、どちら様ですか」と言うことがあります。そうすると、息子さんは「あちゃあ、とうとうお袋も認知症がひどくなってきた」と真っ青になり、対応できずにバタバタと帰られます。すると、帰ったあとにお母さんが、「ほら、びっくりしとったやろ」と言われるのです。こうした実例は、いくらでもあるのです。

これからの高齢者施設のあり方

どんな人でも、急にわけのわからないところに連れていかれ、その理由もわからない、周りに人はいるが誰かわからない。そういうところで、「何時に起きて下さい」「何時にご飯を食べて下さい」「寝て下さい」と支配されると、おかしくならないでしょうか。今の介護施設では、規則という枠組を作らないと対応できないので、このような規則が作られています。こうした支配は、高齢者だから、認知症だから、という問題ではなく、普通の人でも苦痛なことです。

これは、日本が戦後の復興や、世の中がまだ混沌《こんとん》としている時にできた社会福祉法人の時から変わってないからなのです。そのように、まだ成熟していない社会の時に、施設が一人で暮らせない人を最低限何とかしよう、というところから始まった、その頃とほとんど変わっていないのです。

今はもう時代も成熟して、寿命も延び、個人個人にいろいろな価値観があります。そうした時代の変化にしっかりと対応していかなくてはいけないのです。

医療も進み、寿命はそれこそ人生百年という時代になります。

寿命が延びた分というのは、若年期、壮年期、老年期と長さを見ると、老年期よりも壮年期が伸びることになるのです。人生百年ということになると、八十歳位までが壮年期となります。それは、働いたりする期間が延びるということです。だから、逆にいろいろな問題を抱えて苦しむ人というのは、その苦しむ時間が長くなるのです。経済の悩み、健康の悩み、家族の悩み、仕事の悩みといういろいろなストレスを一層抱えながら生きていくことになります。人生が長くなるということは、逆に長期間生きなければいけない、ということだとも言えます。

それに伴い、今後もどんどん認知症は増えていくだろうと言われてます。身体的健康寿命だけでなく、精神的健康寿命をいかに長らえるかが大切であり、そのための対策が介護現場には求められています。

環境を整える

心が和むシナジー効果

認知症対応において、認知症対応の技術が少ないヘルパーさんでもうまく対応ができ、利用者さんが平穏でいられるようにすることが必要です。そのためには、マンパワーだけではなく、認知症の対応技術や環境、ヘルパーの統一された行動といったものを合わせてシナジー化（いろいろな要素を組み合わせる）していくことが必要です。

まず、とにかくストレスがかからないようにすることを考えています。利用者さんの自尊感が上がり、住みやすい状態を作るということを土台に、全体的なシナジー効果というものをいかに作り上げていくかが大切なのです。小さいことでも、実はどれ一つ欠かせないのです。

例えば建物でも、壁の色、家具の色、照明といった一つ一つに、心が和むシナジー効果を考えます。単独ではあまり効果がなくても、いろいろな物を組み合わせることによって、やわらかで落ち着いた雰囲気を作り出すことができます。

また、ホームシェアリーでは二週間に一回は花屋さんに花を活けてもらい、玄関に飾ってもらっています。芸術性を取り入れること、そして見学の方や家族が玄関に入って来られたときに、利用者さんが胸を張れるようにしてあげたいということで、そういう環境づくりをしています。

環境チェック

見学の方が施設に来られたり、家族が面会に来られたりした時に、アンモニア臭などの匂いがしないよう、日常現場に入らない職員が毎月一回必ず行って、環境チェックをしています。ヘルパーさんはずっと施設に入っているので、匂いがわからなくなります。しかし初めて行った人は、意外と匂いに驚くことがあります。そうならないように、普通は現場に行かない職員に月一回チェックをさせるのです。匂いだけでなく、見た目にも気を配ります。職員がチェックに行って、「ブロック塀が汚いですね」と言ったことがありました。しかし家主に言っても、修繕には何十万円もかかりますから、修繕しますとは言いません。だから、私たちが負担して、塀を修繕しました。

それは利用者さんの自尊感につながります。ブロック塀がボロボロになっているようなところに家族が面会に来たら、自尊感は下がってしまいます。施設をきれいにすることで自尊感は上がりますし、家族の安心感にもつながります。

そういった環境については大変気を遣います。

雰囲気が対価

危機感というのは、雰囲気である程度分かります。ホームシェアリーでは、「ここは安全だな」とわかるような雰囲気を作るように、組み立ててやっています。だから、他の施設にいる時は大声を出したりしていても、ホームシェアリーではそんなに大きな症状は出ないのです。**雰囲気を作る**ことで、ここはそんなに危なくない、と感じることが出来るようにしています。

先に入っている人が普通に生活されているので、ここは安全なんだろうと、恐怖にまみれている人も安心されます。自分はまた支配されるのではないか、といったことを考えて来られるからです。疑心暗鬼の中で来られた人が、玄関を見るときれいな花が活けてあることで安心します。そういうところから考えて、玄関をはじめ、環境を整えているのです。いかにいい雰囲気を作るか、安定した安全な環境を作るかということを考えてやっているのです。

なるべくマンパワーを低くするために、全体の雰囲気、家具の選び方、カーテンの選び方から全部考えています。マンパワーを低くすることによって、ヘルパーさんの個性が出なくていいようにしています。ヘルパー四原則もヘルパーさんが個性を出さなくていいようにするために必要なことです。

オムツをしている方への気遣い

オムツを買ってきたままそのあたりに置いていると、常にそれが目に入り、自分はいつもオムツばかりしている、というイメージを持たれてしまいます。どうせするのだからとそこにボンとオムツを置かれていたら、誰でも嫌になります。これを安いものでよいので、かわいい籠に入れるだけでも、本人の自尊感は上がります。

自尊感というのは、大したことでなくても変わってくるのです。「見えたら嫌だな」といった小さなことでも、考えて対応することが大切です。

他にも、オムツ交換の時の消臭という問題があります。オムツを替えた時にあからさまに消臭スプレーを振ると、「え？　私、そんなに汚い？」となります。そうすると、自尊感が傷つき便秘になる、ということは結構多いのです。

だから、そういうことに対しては特に気を遣わなければいけません。

互いの距離感

施設では、いつ誰が亡くなるかはわかりません。だから、利用者さん同士は、全く話をしないということはありませんが、必要以上には近づかないようにしておられます。あとでどちらかがいなくなる、というのは覚悟の上なのです。人は亡くなっていくというのはわかっているので、最初から極端に仲良しだ、友だちだというところまでは、みなさん距離を縮めません。

そして、日々楽しく話をしていた人が悪くなって入院されたとしても、あの人はどこに行ったのか、どうなったかということを誰も話題にはしません。

一番よくないのは、思い込みを持っているヘルパーさんが、「何とかさんが亡くなった」と悲しむことです。次は自分の番かもしれないと思っている方がどういう気持ちになるのかを理解していないからでしょう。ある程度の年齢になって認知症を発症し、体も不自由になり、施設に入っている人たちに、次は自分かもしれないというロス感を知らしめるだけのことなのです。知らないふりをする、なかったふりをするという大人の知恵を持たなければいけません。

高齢者の方はそこをうまく使っておられます。だから一切亡くなった人の話は会話には出ないし、普通の日々を過ごされます。

高齢者は死の距離感、互いの距離感に関しては、絶妙なものを持っているのです。

ヘルパー四原則

ホームシェアリーで働くヘルパーには四原則があります。

①気を利かさない
②呼ばれたらすぐ行く
③呼ばれたら返事をする
④大きい声を出さない

気を利かさないというのは、人が忙しく働いていると、利用者さんに「自分もしなくてはいけないのではないか」という気持ちが出て来てしまいます。そうすると落ち着いて生活できないため、気を利かせてあれこれしなくていいと言っています。

呼ばれたらすぐ行くというのは、呼んでヘルパーさんがすぐに来てくれたら、自分が言えば相手は言うことを聞くのだという承認欲求が満たされます。呼ばれたら返事をする、ということについても同様です。

また、大きい声を出したりバタバタ走ったりされると、24時間３６５日そこにいる利用者さんのストレスになってしまいますので、なるべく静かに過ごしてもらうために大きい声は出さないようにします。

利用者さんは、必要なことさえしてくれればそれ以上のことはいらないのです。

入院すると認知症状は悪くなる？

病院に入院すると、その目的は医療や看護になります。「病気を治す」ことが目的になるので、精神的なケアといったことはあまり考えません。しかし、高齢者はそれに慣れていないので、危機感を持って暴れます。そうすると、病院もすぐにミトンという手袋をして引っ掻かれないようにしたり、拘束などを行います。もしくは鎮静剤などの注射を打つようです。だから入院すると、認知症状が悪くなって帰ってくるというケースは多いです。

いきなり「はい、注射しますよ」ではなく、なぜそうするのかを高齢者に伝えるだけでも相当変わるのですが、施設とは違い病院なのでそれはなかなか難しいようです。そして、歩けなくなった、車椅子を使わないといけなくなった、となるのです。

責任者が病院に行くと、「おたくではこういう症状をどうやって見ているのですか」とよく聞かれます。「こちらでは、そういう症状はありません」と言っても、なかなか信用されません。

これはやはり、恐怖心と自尊感の低下が原因です。何をされるかわからないという恐怖心が出てきます。何かをする時には情報をなるべく伝えて、なんのためにするのかを常に発信していかないといけません。情報伝達という意味で、コミュニケーションは非常に大切です。

高齢者を信頼する

利用者さんへの説明

最初に責任者が顔を出して、「ご挨拶にきました」ということを言うか言わないかは、自尊感にかなり大きく影響します。挨拶をされるということで、人として自尊感は上がります。入所されたら必ず責任者が顔を出し、「責任者の○○と申します、今後ともよろしくお願いします」と丁寧に挨拶します。それで怒り出す方はいません。

入る時の症状にも合わせますが、統一しているのは、自己紹介をする、挨拶をする、ルールを説明する、ペナルティを説明する、ということです。特に**ペナルティを説明しないと、相手は信用しない**のです。

ペナルティというのは、安全に過ごせるための対価なのです。認知症を持っている人にそんなことまで言うのかと考えがちですが、それは一人前の人間だと認めているから言うのです。そのことは、利用者さんにも伝わります。逆に、ペナルティまでを言った時の方が安心感は大きくなります。

認知症が入ると赤ちゃんみたいになると言われることもありますが、そんなことは絶対にありません。赤ちゃんは泣き声一つで、ただでご飯が食べられると思っていますが、高齢者は身に着けた感覚というのがありますから、そんなことは絶対に思いません。タダでご飯は食べられない、タダで人の家には泊まれないということは、もう身に付いているのです。

だから、「集団生活だからルールをきちんと守って下さい、何回も違反したら退去になります」とはっきり言います。それは**信じているという証**です。人として信じているからきちんとお話をする、その姿勢は必ず伝わります。

利用者さんを信じる

ホームシェアリーでは「ルールはこうです。これは何回も侵したらペナルティになります」ということをはっきりお伝えします。**利用者さんを信頼しているのです。**

そのように対応することで症状が改善した事例はたくさんあります。男性の方で、廊下でオシッコをする方、暴力的な方でも、きちんとそういう対応をすることで症状がピタッと止まったというケースもあります。きちんと名刺を出して挨拶されるということで、自分が承認されているということを感じるのです。

一般的な認知症の研修で、認知症の方に大変多い「ご飯をもう食べたか」という質問にどう対応するかという答えは、「嘘をつく」というものなのです。「今から作るので少々お待ちください」という嘘をつき、次に聞かれたら、「今作ってます」という嘘をつきなさいと、そういう対応を教えられるのです。だから、現場で働くヘルパーさんは嘘をつかなくてはいけないし、今度はどんな嘘をつかないといけないか、ということを考えなくてはいけないのです。そうすると、嘘をつくための仕事に行かなければならないのだと、ヘルパーさんの自尊心も下がるのです。その精神的なところも、仕事に影響していきます。

「これから作ります」と言うと「嘘をつけ」と言われるのです。「馬鹿にしているのか」「ふざけるな」と言う方もおられます。そうなると、ヘルパーさんもどうしていいかわからなくなります。

その場合、私たちは**「気になりますよね」と共感する**のです。メッセージを読んでパターン化します。「具体」に対して対策を考えると、どうしていいかわからなくなります。

マズローの5段階の欲求を使ったパターン化によって対応できるのです。

介護に上下関係はない

ある意味みんな平等であるということです。ヘルパーさんも入居している方も、お互いが平等なのです。ヘルパーさんだけを持ち上げる必要はありませんが、ヘルパーさんの自尊感を上げることも必要です。

あくまでもその考えがあっての認知症対応です。手法はマズローのピラミッドの5段階の欲求を定規として使いますが、根底にはそういう考え方がないと、その定規をとんでもない方向に使ってしまうことがあります。

私たちは高齢者メンタルケアリストという講習をやっています。そこでは直接的な認知症対応も当然ながら、人間はいかに平等であるかなどの考え方を教えています。

第四章のまとめ

この章では、認知症状に対応するための環境について書きました。

ホームシェアリーの環境を**シナジー化する**というものです。

極端なことを言いますが、高級なフランス料理であってもプラスチックの器で食べても美味しいですか。

有名な建築家の方が言われていましたが、「建物の設計はやがて家具や食器に行き着く」という言葉です。


全て、**環境の良い**ところが人間にとってとても大切なことだと思います。

環境を整えれば、人は気持ち良くなります。


認知症対応でも「良き環境」に手伝ってもらう方が楽ですよ。

第五章　高齢者メンタルケアリスト

講習での指導

私は、「高齢者メンタルケアリスト」という講習を主催しています。

実際にその講習で、「こういう症状があるんですが」と質問をいただくことがあります。それに対して受講者全員の前で「じゃあこうしてみてください」と答えます。そして次の講習の時に、その人に結果を発表してもらい、それをみんなで共有するのです。本で読んだり、教壇に立って説明したりするだけでは理解するのは大変です。そういう形でやると、やる方も真剣勝負です。特に施設に勤めている方からはいろいろなケースの相談がありますから、それにどう答えるのか、ということは難しいのです。

「先月、こういう質問があってこう言いましたが、それはどうなりましたか」と尋ねます。そうすると、「実際にそうやってみたら、やっぱりその通りになりました」というようにみんなで共有できます。答えられないことがないよう、常に真剣勝負で講習を行っています。

先日四大症状についての質問が出ました。

「その人は、非常に自分に厳しくて、厳格な人だったのではないですか」と聞くと「そうです」ということでした。「プライドが高くないですか」と聞くと「プライドが高い」と答えられました。そして、「それは恐怖心だから、このように声をかけてやってみてください」と指示をしました。

そしてその次に、「先月こう言いましたが、どうでしたか」と他の受講生の目の前で聞きました。すると、「食便や暴言暴力はなくなりました。あとは、ろう便がたまにあります」という報告でした。「じゃあ次はこうしてみてください」とさらに指示をしました。

そしてその次の講習の時に結果を聞くと、ろう便もなくなり、今までの症状はなくなったということでした。ただ今度は、「独語、ひとり言をずっとしゃべるようになりました」ということでした。だからまた、「じゃあ今度はこうして下さい」と指示しました。

書いたり話したりするだけではなく、そういうやり方をしています。


その後、そのヘルパーさんに、「こうやって本を出すようになったんですよ」という話をして「私にその自信をつけたのは、あなたなんですよ」と言いました。

なぜかというと、今まではホームシェアリーの施設の中でやってきたことなので、たとえ直《じか》で私が行かないとしても、責任者で詳しいからある程度のことはわかるのです。しかし、その人とは全くそんな話をしたことがなく、これがワンクッション通して初めて対応した事例でした。それまでも、「『今日徘徊されるんですか』と言ってごらん」といったちょっとしたアドバイス等はありましたが、直接ではない形で認知症の横綱と言われる部分を治す、ということは初めてでした。ワンクッション挟んで、その人は私に言われたとおりにしただけです。だから、本を書いても通じることがわかったのです。

一番大きな四大症状というものに対応できれば、誰でも、何にでも対応できるのです。ヘルパーさんが、もう怖がることはないのです。

講習でその女性に指導をしたのは講習の最初の月で、その女性は認知症の知識はほとんどありませんでした。その方は確かに勘はいいのですが、勘がいいと逆に、なかなか実行が難しいのです。そういう方は言語コミュニケーションをしようとするからです。だから、そういうのは絶対に聞いたらダメ、見たものを信じるな、と指導しました。

実際は、「徘徊ですか?」と声をかけて、怒られたらどうしよう、と思うと怖いのです。だから、実行するのは言うほど簡単ではないのです。

「『…徘徊ですか…?』って自信なく言ったでしょ?」と聞くと、やはり「はい」

と答えられました。しかし、そのくらいの対応でも、三ヶ月で治ったのです。

実際に介護を現場でやっている人間で、四大症状が治るということは、誰一人考えないと思います。その女性は逆に経験もなく、知識もないから素直にできたのだと思います。自分の思い込みや先入観、価値観がないから、言われたとおりするだけなので出来たのかもしれません。だからその人に、「日本で、この症状が治せるのはあなただけですよ」と言いました。「ありがとうございます」とは言われましたが、それがどれだけ重たいことなのかは理解されていないと思います。

ホームシェアリーでは、「理事長が言うから間違いないだろう」という安心感があるので、あまり戸惑いもなくできています。そのギャップに対する不安がありましたが、今回のことで、全く知らない人、全く関係の無い人でも、同じようにやることで本当に効果があるということを実証できたのです。

☆高齢者メンタルケアリスト講習のご案内

高齢者メンタルケアリストの内容をご紹介します。

高齢者メンタルケアリスト講習は、原則的に、定員10名程度で開催しています。現在は、福岡市と北九州市だけですが、皆様のご要望があれば、全国に広げていきたいと思っています。

高齢者、特に認知症の方と向き合う時、自分自身の精神状態も整えていなければいけません。自分自身の自尊感も大事です。自尊感が落ちていると相手を労《いたわ》る気持ちや許容感も下がってきます。

高齢者メンタルケアリストは次のような構成になっています。

一章では、「自分を知ろう」…自分自身のなやみの解決や心理学などについて学びます。

二章では、「高齢者を知ろう」…認知症のことを知る前に高齢者の方の考えや行動の特徴などを学びます。

三章では、認知症状に対する考え方や対応（この本での第一章と同じです）を学びます。

ワークでは、実例の中にあるような対応方法の声の掛け方などの実技練習をします。講習内容の構成や目次を載せておきますので、ご興味がおありの方はご一読ください。

〈高齢者メンタルケアリスト講習内容〉全6回　一回…8時間（原則　月1回）

一章「自分を知ろう」

1　変わりたいけど変われない、その壁の正体は？
2　パーソナリティ障害とは？／3　リビドーを知ろう
4　ミラーニューロンの効果を知ろう／5　トラウマとは？
6　マズローの欲求を知ろう／7　4大衝動を知ろう
8　自己愛憤怒　認知行動療法／9　オーリングテストとは
10　症状別思考のしこりパターン

二章「高齢者を知ろう」

全ての答えは、【「自立」から「自律」へ】
「自由」とは、自己決定であり、「自律」である
1　老の心理

2 代表的な認知症状態とその対応方法

事例1 「私はご飯を食べた？」と数分置きに何度も聞いてくる。
事例2 Sさん。女性。トイレ介助に拒否を示す。素直に応じてくれない。近づくと、暴言、暴力。
事例3 Oさん。男性。「今から家に帰るから、タクシーを呼んでくれ！」と怒鳴られたケース。
事例4 Wさん。男性。このケースは、ちょっと稀なケースです。その方は、Wさん60歳の男性の方で「ダウン症」。
事例5 Fさん、女性。「国からお金を取られた、早くここを出て解決しないといけない」と言って外に出られようとする。
事例6 Tさん。女性。就寝時に「明日は何時に起きるんかね？」と数分おきに尋ねられます。
事例7 Yさん。女性。暴言、暴力、ろう便、食便。
事例8 Mさん。男性。暴言、暴力、排便時に、自分がした便をヘルパーさんに見せつける。

事例9　Kさん。女性。外出時にいつも「ここはどこかね？」と何度も（5分おき程度）も聞いてくる。

事例10　Aさん。女性。入浴介助依頼があったので伺うと、2年間お風呂に入ってないとのこと。

事例11　Mさん。男性。物盗り、徘徊、廊下に排尿する。

事例12　Sさん。女性。機嫌が悪くなると、突然帰ると言って外に出ようとする。

事例13　Bさん。女性。収集癖、異物摂取。

3　ワーク集

【ワーク】

●インテーク（初回面接）で、自己紹介をしましょう。
●名刺を渡しましょう。
●施設のルールを説明しましょう。

●コンセンサス（同意）をとりましょう。

【ケース別】★印はヒントです。

●帰宅願望　帰りたい！といわれたら？

★入居時の説明不足を補う

●食事のときの声かけ

★自立の侵害、支配

●服用時の声かけ

★自立の侵害、支配

●入浴の声かけ

★自立の侵害、支配

●起床の声かけ

★自立の侵害、支配

●就寝の声かけ

★自立の侵害、支配

●口腔ケアの声かけ
　★自立の侵害、支配
●移動の声かけ
　★自立の侵害、支配
●排泄の声かけ
　★自立の侵害、支配・自尊心
●なんども同じことを聞かれるときの返答。
　★アナロジー（抽象・類推「気になる」）
●すべてのケースの声かけで拒否をされた場合の説明
　★自立の侵害、支配、情報
●自分で薬を管理したいと訴えがあった場合。
　★自立の侵害、支配、自尊心、恐怖心
●目の見えない方の食事誘導
　★自立の侵害、支配、自尊心、恐怖心

●食べ物ではないものを食べている
★自立の侵害、支配、自尊心、恐怖心
●ここは病院だといわれている
★自立の侵害、支配、自尊心、所属
●自分は23歳だといわれている「レミニセンス・バンプ」
★自尊心、承認

以上が「高齢者メンタルケアリスト」講習の内容です。

この本を読んでくださった皆様といつの日か、この講座でお会いできる日が来ることを願っています。

第五章のまとめ

この章では、この本に書いている知識や技術を本格的に学びたい人向けに**「高齢者メンタルケアリスト講習」**を紹介しています。

「高齢者メンタルケアリスト」という名称は一般社団法人全国介護福祉総合サポート協会が持つ商標登録です。

一人でも多くの方にこの技術を身につけて欲しいと思っています。

講習の講師（インストラクター）や講師に対して教育を行うトレーナーという講習も行っています。

インストラクターは施設や法人などで教えることができる資格です。

トレーナーの資格を取得すると自分で「高齢者メンタルケアリスト講習」の教室を主催することができます。

この本を読んでくださった皆さんと講習の場で出会うことができたら、最高に幸せだと思います。

必ず、いつの日かお会いしましょう。

認知症対応で悩んでおられる方。

一人ではありません。

私がついています…。

あとがき

最後までお読み頂いた読者の方に心から感謝を申し上げます。

私は、医師や作家、著述家ではありません。

一人の介護者として現場で、認知症状に必死に対応してきました。

最初は、徒手空拳の思いの中、最後に辿りついたのが認知症状の対応と心理学を重ね合わせる事でした。今までお伝えしてきたのは、全てが介護現場で成し遂げられたものばかりです。

必ずしも理論的に合理性があるものばかりではないと思いますが、効果はしっかりと現れ解決されてきました。

今まで現場で行ってきたこと、また考えてきたことを文章にして皆様にお伝えすることが、これほどまでに難しいこととは思いも至りませんでした。

それは、誰かに伝えようとか、有名になろうとかそういう思いではなく、ただ、ご利用者の皆様に対しての真摯な思いだけでした。

今思えば、数々の出来事を一つ漏らさず記録しておくべきでしたが、その時には、そこまでのゆとりがありませんでした。

今十数年を振り返り、私たちが今まで認知症対応の技術として培ってきたことが、一つでも皆様にご納得が頂き、効果が出る事を心から願っております。

また本書を出版するにあたり、その決意を後押ししてくれたのがホームシェアリーフランチャイズの久留米のスタッフの小見門さんです。彼女は、私たちが主催している「高齢者メンタルケアアリスト」の受講生の方でした。最初の講義の終わりに、「ろう便、食便のお客様がいらっしゃいますが、どのようなご対応をしたらよろしいですか？」という質問をいただき、私たちが持っている理論で説明をし、実行されました。

その結果、1ヶ月で、食便がなくなり、2ヶ月で暴言暴力、ろう便がなくなり、代わりに独語（独り言）がでてくるようになりました、との報告がありました。それに対して、「何かご自身の相談をしてみてください」とお話しをし、実行しました。

その結果、独語（独り言）もなくなり、今では普通に生活をされるようになりました。

このことは、受講生の方が、私どもが積み上げた理論を通じて、結果を出されたということです。

これまでも受講生の方から、さまざまな結果があったということをご報告いただきましたが、このような、極めて困難な認知症状（暴言暴力、ろう便、食便）に結果が出たことは、大きな自信につながりました。

今日本における認知症患者は、軽微な方を含めると約１０００万人を超えると言われています。日々介護現場で、懸命に悲痛な思いで認知症状対応に苦慮されている多くの介護職の方がいらっしゃいます。認知症状対応は、全国の介護職の方が直面している大きな問題です。

いくつかの認知症対応の本なども拝見させて頂きましたが、私自身、あまり納得がいくものはありませんでした。一般的な書籍のあり方に比べると、違和感を持たれる方も多いと思いますが、今この瞬間に役に立たなければ意味がないと思われている方に対し、まず実例と考え方とその対応法からご紹介しようと考えました。

読みづらかったり、説明が難解であったりということが多々あるかと思いますが、お許しください。

この本を出版するにあたり、有限会社櫂歌書房の東様をはじめ、スタッフの皆様、高齢者メンタルケアリストの受講生の皆様方、また私どもの法人の理事でもある長谷川、皆様のお力添えに心から深く感謝申し上げます。

2021年9月

一般社団法人全国介護福祉総合サポート協会　理事長
日本高齢者メンタルケアリスト協会　会長
河　津　充　男

〈お問い合わせ先〉
一般社団法人全国介護福祉総合サポート協会
URL：http://sa-po.org
E-mail：kawazu@kaigo-support.org

認知症は怖くない
ISBN978-4-434-29647-5　C3047

発行日　2021年10月20日　初版第1刷

著　者　河津《かわづ》　充男《みつお》

発行者　東　保司

発　行　所
櫂歌書房
〒811-1365　福岡市南区皿山4丁目14-2
TEL　092-511-8111　FAX　092-511-6641
E-mail:e@touka.com　http://www.touka.com

星雲社（共同出版社・流通責任出版社）